项目支持

本书受到宁夏大学优秀学术著作出版基金资助
国家自然科学基金面上项目"基于公共价值的政府绩效结构、生成机制及
中国情境下的实证研究"（71373107）资助

Research on the Performance
and Influential Factors of Community
Public Service in Underdeveloped Area

我国欠发达地区
社区公共卫生服务
绩效与其影响因素实证研究

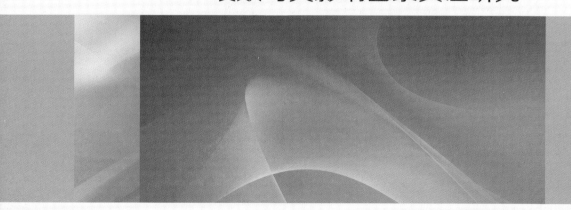

哈梅芳　哈春芳　著

中国社会科学出版社

图书在版编目（CIP）数据

我国欠发达地区社区公共卫生服务绩效与其影响因素实证研究/
哈梅芳，哈春芳著． —北京：中国社会科学出版社，2016.7
　　ISBN 978 - 7 - 5161 - 8334 - 2

　　Ⅰ．①我… 　Ⅱ．①哈… ②哈… 　Ⅲ．①不发达地区—社区—公共
卫生—卫生服务—研究—中国 　Ⅳ．①R126.6

　　中国版本图书馆 CIP 数据核字（2016）第 118357 号

出　版　人	赵剑英	
责任编辑	刘晓红	
责任校对	周晓东	
责任印制	戴　宽	

出　　　版	中国社会科学出版社	
社　　　址	北京鼓楼西大街甲 158 号	
邮　　　编	100720	
网　　　址	http：//www.csspw.cn	
发　行　部	010 - 84083685	
门　市　部	010 - 84029450	
经　　　销	新华书店及其他书店	

印刷装订	三河市君旺印务有限公司	
版　　　次	2016 年 7 月第 1 版	
印　　　次	2016 年 7 月第 1 次印刷	

开　　　本	710×1000　1/16	
印　　　张	15.25	
插　　　页	2	
字　　　数	251 千字	
定　　　价	56.00 元	

凡购买中国社会科学出版社图书，如有质量问题请与本社营销中心联系调换
电话：010 - 84083683

前　言

　　公共卫生服务是以推动公众健康得到改善为使命的一项公共事业，社区公共卫生服务是我国基本公共卫生服务均等化、深化医疗卫生改革的重要交会点，是政府职能在公共价值理念上的恰当体现，其发展是关系以人为本、民生幸福、和谐社会建设的基础工作，是公众对政府执政能力和管理水平的重要内容，且社区公共卫生服务绩效提升的水平直接影响着政府的形象。因此，社区公共卫生服务的发展不仅是推动经济稳步发展、社会和谐进步、人民安居乐业的基础，而且是地方政府履行其职能，满足现代社会对政府的责任性、回应性和有效性的重要领域。

　　我国自 20 世纪 50 年代开始，政府发起了大规模的爱国卫生运动，在农村首先建立了以赤脚医生为主的基层医疗卫生服务体系，在城市，则借助公费医疗和劳保医疗制度的建立，建立了依托企业医院、卫生所、公费医疗门诊部等形式的社区卫生服务体系，这些基层卫生服务体系对于保障居民健康、提供基本医疗服务等方面发挥了重要的作用。20 世纪 70 年代末期，农村社区卫生服务体系及功能逐渐萎缩，城市社区卫生服务体系随着经济体制改革的推进，企业医院、卫生所也渐渐与企业脱离，早先建立的社区卫生服务由于得不到政府的支持，亦处于自生自灭的状态，原来由社区卫生机构承担的医疗、保健、康复、预防、健康教育、免疫等功能逐步弱化。20 世纪 80 年代，我国实行了医疗卫生体制改革，专科医院得以快速发展，分科也越来越细。然而，现实中医院集中了大部分优质卫生资源，资源配置呈现出集中化特点，而与人民生活紧密相连的社区公共卫生服务却处于资源短缺、服务水平不高、服务能力不强的发展困境中，这和人们不断攀升的健康需求形成了明显的对比，"看病难、看病贵"的问题日益凸显，并且在很长时期内成为我国医疗卫生管理体制的"顽疾"，也一直是公众普遍关注的热点问题之一。基于此，我国在借鉴西方发达国家的经验之上，根据我国国情，发展了社区卫生服务体系，逐步完善了社区公共卫生服务功能，注重对社区公共卫生服务的发展，并不断加强对社区公共卫生服务的扶持，以解决公众"看病难、看病贵"的问题。

在1997年1月《关于卫生改革和发展的决定》中，我国把发展社区公共卫生服务作为城市卫生服务改革的重大举措后，社区公共卫生服务便以一种旺盛的生命力在全国各大城市中逐渐成长起来，在促进公民健康改善、"人人享有卫生保健"理念中发挥着至关重要的作用。同年7月，卫生、教育、民政等部门联合发布《关于发展城市社区卫生服务的若干意见》，进一步将社区卫生服务定位为"社会安稳、国家持久发展、为群众做实事、做好事的民心工程"。自此我国社区公共卫生服务迎来了发展的春天。到2005年，我国基本建成了社会卫生服务体系，发达地区部分城市也形成了比较完善的社区公共卫生服务网络。在2006年《关于城市社区卫生服务补助政策的意见》中，明确了社区公共卫生服务以政府购买的形式发展，从而使我国的社区公共卫生服务有了强大的发展后盾，随之我国社区公共卫生服务发展更是成绩喜人。

近年来，随着社会经济的发展，我国全部的地级市及辖区全面展开了社区公共卫生服务，所有的社区卫生服务机构都逐渐转变了工作的重心，由原来以基本医疗服务为主逐步转向了以预防、保健、健康教育等为主的基本公共卫生服务，我国社区公共卫生服务从最初的起步、试点阶段大步迈进了全面发展的阶段，社区公共卫生服务的功能日趋完善，尤其是在发达地区，社区公共卫生服务发展可谓蒸蒸日上，然而这种发展盛况并没有在欠发达地区出现。现实中，欠发达地区一方面需要面对社区公共卫生服务发展的困境，另一方面却又不得不面对较发达地区更为严峻的公共卫生问题。这不仅对我国全面推进基本公共卫生服务均等化的进程非常不利，且与国家倡导的公共服务均等化、和谐社会、公平等政策理念的初衷也不相符。因此，2005年10月，中共十六届五中全会提出，以均等化原则，加强对欠发达地区发展公共服务的扶持，2007年10月党的十七大报告指出，要弱化区域之间发展的悬殊性，重视基本公共服务均等化发展，党的十八大报告中也提及均等、公平、和谐等的发展理念。借助国家政策的倾斜和大力扶持，欠发达地区社区公共卫生服务总体得到快速发展，然而其发展绩效的提升水平并不令人满意。因此，如何在新的时代背景下，推进欠发达地区社区公共卫生服务健康、快速、高绩效的发展，促进服务型政府的建设，不仅是提升欠发达地区社区公共卫生服务绩效需要回答的问题，也成为政府、学者和公众共同关注的焦点问题之一。

本书正是基于这一背景下的研究成果。本书总体上遵循理论分析和实证检验结合的思路，立足欠发达地区，以如何提升社区公共卫生服务绩效为研究主旨，探讨欠发达地区社区公共卫生服务绩效、影响因素及两者之间的关系，探讨如何提升欠发达地区社区公共卫生服务绩效的政策措施。在理论研究的部分，本书进行了大量的实证调研，特别是针对欠发达地区社区公共卫生服务运行过程中存在的问题进行了大量的实地调查与追踪研究，为后续从更高层面上探讨我国欠发达地区社区公共卫生服务的发展提供了宝贵的资料和分析依据。本书认为，欠发达地区社区公共卫生服务的发展脱离不了政府的大力财政投入，但更为重要的是，政府资源配置如何均等化与有效的监督密不可分，同时其绩效的提升亦有赖于社会公众等多元力量的共同参与，有赖于一种能够吸引并带动社会公众积极、主动参与到社区公共卫生服务监督约束的制度安排。

本书总体上分为理论研究与实证分析两部分。理论研究部分，围绕社区公共卫生服务绩效、影响因素，集中梳理分析了社区公共卫生服务的相关文献与理论基础，对社区公共卫生服务绩效、影响因素进行了较为系统的理论分析，提出并构建了欠发达地区社区公共卫生服务绩效结构模型、绩效与影响因素关系理论模型，并就理论模型是否适用于欠发达地区的实际进行了探讨。实证分析部分，本书主要是基于样本地区获取的数据，对理论建构的模型进行检验、修正、分析与解释，最后以实地调研的结果来审视我国欠发达地区社区公共卫生服务存在的绩效问题，总结归纳影响其绩效提升的五大因素在实际中的表现与现实依据，并最终围绕五大影响因素提出政策启示。

本书是在另一作者配合下研究的成果。宁夏医科大学总医院的哈春芳博士协助此书的资料收集，承担了本书的文献综述与理论基础部分的任务，并一起对本书进行了设计与修改。具体分工为：第二章—哈春芳，其余章节—哈梅芳。

在本书出版之际，受自身学术水平与时间所限，作者深感研究过程中对理论深度和分析论证方面存在着很多的不足与遗憾，关于此课题也还有许多问题值得做进一步深入的研究与探讨，故而书中浅陋之处在所难免，诚恳希望各位同行专家、读者朋友们批评指正。

哈梅芳

2016 年 1 月

中文摘要

　　公共卫生是以推动公众健康的改善为使命的一项公共事业，提升公共卫生服务绩效是贯彻"以人为本"核心理念的具体表现。社区公共卫生服务是促使我国基本公共卫生服务均等化、深化医疗卫生体制改革的重要交会点，同时也是"人人享有卫生保健"目标的主要内容。而社区公共卫生服务绩效，尤其是欠发达地区的绩效高低则与国家基本公共卫生服务均等化进程的深入推进密不可分，对于深化国家医疗卫生体制改革的影响作用更不容忽视。

　　在此背景下，本书定位于欠发达地区，以社区公共卫生服务绩效与其影响因素为研究对象，通过定量剖析绩效与其影响因素之间的关系，并围绕影响因素，审视、归纳欠发达地区社区公共卫生服务绩效问题之关键所在，从而为我国欠发达地区有针对性地提升社区公共卫生服务绩效管理的政策启示提供经实证检验的数据支持和现实依据。

　　本书的主要内容是：首先，系统性地梳理、总结相关研究成果，在借鉴其理论基础之上，运用结构方程模型（SEM）工具，构建我国欠发达地区社区公共卫生服务绩效结构概念模型、社区公共卫生服务绩效与影响因素关系概念模型，继而提出研究假设。其次，基于样本地区的数据调查，借助 SPSS 和 AMOS 数据分析工具验证所构建的概念模型与研究假设，并对实证检验结果进行分析、讨论和解释，为后续的绩效问题审视和管理启示提供实证检验后的数据支持。再次，以实证检验的结果，围绕影响因素，审视当前欠发达地区社区公共卫生服务绩效问题关键点，为绩效管理启示提供现实依据。最后，结合实证检验的数据支持和现实依据双重证据，归纳得出我国欠发达地区社区公共卫生服务绩效管理的政策启示，从而在为欠发达地区社区公共卫生服务绩效改善赋予一种基本分析思维框架的同时，对于针对性地促进其影响因素发挥出正向、积极的作用亦有非常明显的意义。

本书的研究创新主要体现在以下三点。

第一，以量化的方式展现欠发达地区社区公共卫生服务绩效和各个构成要素之间的内在关系，并具体测算出各个构成要素对我国欠发达地区社区公共卫生服务绩效的贡献情况，为欠发达地区提升社区公共卫生服务绩效提供基准与思路，且研究对全面理解和认识社区公共卫生服务绩效理论在不同区域背景下的应用也是一种非常有益的尝试，因而本书具有一定的拓展性。本书从绩效管理视角入手，将其理论应用于社区公共卫生服务研究，定位于欠发达地区，从投入、运行、效果三个要素，构建了欠发达地区社区公共卫生服务绩效结构模型，测算出三个构成要素对欠发达地区社区公共卫生服务绩效的贡献情况。结果显示，运行要素对欠发达地区社区公共卫生服务绩效的贡献最大，而投入对其的贡献最小。因而欠发达地区在面对经济落后、投入有限而公共卫生问题比较突出的困境下，应首先对其运行要素予以关注。

第二，从社区公共卫生服务绩效的宏观研究向更具有可操作性的微观领域聚焦，从实证分析的视角寻找影响因素对绩效产生影响的新的数据证据和现实依据，从而使得欠发达地区社区公共卫生服务绩效管理的政策启示更具科学性和针对性，因而本书在一定程度上丰富和发展了社区公共卫生服务绩效研究框架。具体实施时，使用世界银行与哈佛大学有关卫生服务绩效诊断框架做基础，构建欠发达地区社区公共卫生服务绩效与影响因素关系模型，提出欠发达地区社区公共卫生服务绩效受组织管理、资源配置、支付方式、监督约束与行为改变五个变量的影响。基于样本地区的数据调查，具体量化各个影响因素对三个绩效构成要素的影响程度。结果显示，五个影响因素对欠发达地区社区公共卫生服务运行要素产生的总影响效应最大，支付方式对投入要素的影响效应最大，而行为改变对欠发达地区社区公共卫生服务效果要素是最大的影响因素。同时，五个影响因素中，组织管理对其他四个影响因素均直接产生正向作用，且对支付方式产生的直接影响最大。继而围绕五个影响因素，从实践中寻找并归纳出绩效问题的关键点，为欠发达地区社区公共卫生服务绩效管理的政策启示提供现实依据，从而对于欠发达地区更清楚地认识并有针对性地促进这些影响因素发挥正向、积极的作用具有非常明显的意义。

第三，本书在构建模型与检验模型时，使用了融合回归和路径分析、确定性因素分析的结构方程模型（SEM）法作为本书的实证检验工具，避开了以往回归模型的方法只能同时解释单个因变量和单个或者几个自变量间关系的约束，从定量的角度揭示欠发达地区社区公共卫生服务绩效构成要素间、绩效与各个影响因素之间的关系，使得本书的最终分析结果更具科学性、合理性和系统性，从而实现了用新工具解决新问题的恰当运用。

关键词：欠发达地区　社区公共卫生服务绩效　影响因素　关系效应　实证研究

Abstract

Public health is a public utility targeting on pushing forward the development of public health and improving its performance is the embodiment of the implementation of "people - orientated" concept. Community public health service is not only the junction point of equalizing basic public health service and deepening the reform of medical and health care system of China, but also the main content of "everyone enjoying medical and health care" target. Community public health service takes an important mission in respects of the purpose and function of public health as well as the mission of national reform on medical and health care system. Especially in areas with underdevelopment, the performance of local community public health service is closely connected to the implementation of equalizing basic public health service, and has an explicit effect on deepening the reform of medical and health care system of China.

Given the situation above, with the focus on underdeveloped areas, targeting on the performance and influential factors of community public health service, by quantitative analysis on the relation between performance and its influential factors, this work reviewed and generalized the key points of the performance issues in underdeveloped area to offer enlightenment to improve the performance management of community public health service in underdeveloped area, also provided empirical test data and practical supports.

The main work is as followings: First, with systematic organizing and summarizing previous works, basing on their theories, Structural Equation Modeling (SEM) was used to build the structural concept model for the performance and the relation between performance and its influential factors of the community public health service in underdeveloped area, with which the research hypothesis was proposed. Second, basing on the data from sample areas, with SPSS and AMOS data analyzing, the concept models and hypothesis were testified, and the empirical testing results were analyzed, discussed and explained to offer testified supportive data for further review and enlightenment on performance management. Third, basing on the testified empirical results, the key points of current performance issues of the community public health service in underdeveloped area were reviewed with influential factors to provide practical solutions to performance management. Last, with the support from both empirically testified data and actual evidence, the enlightenment on the performance management of the community public health service in underdeveloped area was concluded. Therefore, this study is given a basic frame of mind to improve the performance of the community public health service in underdeveloped area at the same time, also targeted to promote its influential factors that play a positive and active role have very obvious significance.

The three major innovations of this work are:

First, the inner relation of the influential factors of performance in the community public health service in underdeveloped area are presented in a quantitative way, and each factor's contributions to the performance in the community public health service in underdeveloped area are calculated to provide a reference and an idea for improving the performance of the community public health service in underdeveloped area. Also, this research is a beneficial trial to comprehensively understand the theoretical application of the performance in the community public health service in different underdeveloped areas with different backgrounds. Therefore, this research itself is extensible itself. This work, starting from the perspective of government performance management, putting the theories into public heath service, focusing on underdeveloped area, built a structural model for the performance of the community public health service in underdeveloped area with factors of investment, operation and effect, and calculated each factor's contribution to the performance of the community public health service in underdeveloped area. The result shows that operation makes the greatest contribution to the performance of the community public health service in underdeveloped area, investment the least. There-

fore, with the difficulties of insufficient economic development, limited invest-
ment and serious public health problems, the factor of operation should be con-
cerned first.

Second, with the shifting of its focus from the macro – search of communi-
ty public health service performance to the more operative micro – level, this
work attempted to find out new data and actual evidence which reflect the fac-
tor's influence on the performance in a empirical perspective to make sure that
the enlightenment of the management on the performance of the community
public health service in underdeveloped area would be more scientific and tar-
geted. Thus, this work has enriched and developed the frame of the research
on the performance of the community public health service in underdeveloped
area. When implementing, this research followed the basis of area performance
diagnostic frame of the World Bank and Harvard University, built the relation
model for the performance and its influential factors of the community public
health service in underdeveloped area, proposed that the performance of the
community public health service in underdeveloped area was influenced by five
variables: organization management, resources allocation, payment method,
supervision and behavior change. In addition, the impacts of each variable on
the three performance factors were specifically quantified basing on the data
from sampling areas. The result showed that the five influential variables have
the strongest total effect on the factor of operation of the community public
health service in underdeveloped area, payment method have the strongest
effect on investment, and behavior change influences the most on the factor of
effect of the community public health service in underdeveloped area. Mean-
while, among the five influential variables, organization management has posi-
tive effect on the other four and the most direct effect on payment method. The
conclusion of this empirical result provided data evidence for the enlightenment
of the performance management of the community public health in underdevel-
oped area. Around the five influential variables, this research found and con-
cluded the key points of the issue and offered practical evidence for the enlight-
enment of the performance management of the community public health service
in underdeveloped area, which has a significant meaning on helping the under-

developed areas clearly realize the issue and improving the positive and active of these influential variables in a targeted way.

Third, while building and testing the models, with integration regression and path analysis as well as structural equation modeling (SEM) of confirmatory factor analysis as testing tools, this work avoided the usual restriction that regression model can only explain the relation between one dependent variable and one or several arguments, and revealed the relations between structural factors and between performance and influential variables. Therefore, this research has more scientific, reasonable and systematic analyzing results, and is an innovative application of new tools into new problems.

Key Words: Underdeveloped Area   the Performance of Community Public Health Service   Influential Factors   Relationship   Effect   Empirical Research

目　录

第一章 绪论

第一节 研究背景与问题提出

一 研究背景

公共卫生作为以推动公众健康得到改善为使命的一项公共事业，关系到每个人、每个家庭的切身利益，提升公共卫生服务绩效是贯彻"以人为本"核心理念的具体体现。社区公共卫生服务不仅是促使我国基本公共卫生服务均等化、深化医改的重要交会点，同时也是"人人享有卫生保健"目标的主要内容，在更多地表现政府责任和担当的同时，也是政府职能在公共价值理念上的恰当体现。我国自新中国成立后新一轮医改伊始，人们的健康水平得到了质的提高。尤其是改革开放以后，伴随着社会经济、人民生活水平的飞跃发展，人们对于健康问题的关注，特别是健康意识的观念悄然间有了很大的变化，对健康改善的需求在不断攀升，并且呈现出明显的多层次、多元化特点。党的十八大工作报告则将健康与人的全方位发展并重，强调了全民健康对促进我国全面小康的重要性，健康促进被提升到了新的高度。然而现实中，医院集中了大部分优质卫生资源，与人民生活紧密相连的社区公共卫生服务却处于资源短缺、服务水平不高、服务能力不强等的发展困境中，这和人们不断攀升的健康需求有着明显的对比。因而在推进医改的进程中，国家越发注重对社区公共卫生服务的发展，并在不断加强对社区公共卫生服务的扶持。

在 1997 年 1 月我国《关于卫生改革和发展的决定》中，把发展社区公共卫生服务作为城市卫生服务改革的重大举措后，社区公共卫生服务便以一种旺盛的生命力在全国各大城市中逐渐成长起来，在促进公民健康改善、"人人享有卫生保健"中发挥着至关重要的作用。随后的 7 月，卫生、教育、民政等十个部门一起发布的《关于发展城市社区卫生服务的若干意见》，进一步将社区卫生服务作为"社会安稳、国家持久发展的一个重要决定，是为群众做实事、做好事的一项民心工程"。这是我国首次明确将社区卫生服务规定为卫生体制改革的核心内容之一，自此我国社区公共卫生服务迎来了发展的最佳时期。2006 年在《关于城市社区卫生服务补助政策的意见》中，明确了我国社区公共卫生服务将以政府购买的形式发展，从而使我国的社区公共卫生服务有了强大的发展后盾，随之我国社区公共卫生服务成绩喜人。

2014 年 11 月底，我国全部的地级市及辖区全面展开了社区公共卫生服务，社区卫生服务中心（站）数量相比 2006 年，机构总数从 2.2 万个增加到了 3.4 万个[①]，增幅达到了 54.55%，所有的社区卫生服务中心（站）都逐渐转变了工作的重心，由原来以基本医疗服务为主逐步转向了结合以预防、保健、健康教育等为主的基本公共卫生服务，我国社区公共卫生服务从最初的起步、试点阶段大步迈进了全面发展的阶段，社区公共卫生服务的功能日趋完善。党的十八大报告进一步提出，医疗卫生改革要将促进公民的健康公平摆在突出的位置，要"公平兼顾效率"，保证基本卫生服务得到快速发展，同时，也要结合科学、合理的绩效考核，激励卫生机构的行为和活动，"使有限的投入产生更大的效益"，让每个人都享受到医疗改革的成果，由此促使国家基本公共卫生服务均等化的改革任务有序地推进。

但是我们必须承认的是，社区公共卫生服务直接承担着为公众供给公共卫生服务、保护城市公共卫生安全的重要职责，其实施绩效的好坏直接关系着人们的健康改善，并且对于国家基本公共卫生服务均等化逐渐地推进、深化医改有着非常重要的影响。换言之，社区公共卫生服务实施绩效水平的高低是国家基本公共卫生服务均等化实施进程得以加快、强大的助推器。因此，如何提升社区公共卫生服务绩效，就成为政府及卫生行政领导者、公共卫生服务提供者无法回避的一个重要任务。

综上，无论是从公共卫生的宗旨和作用，抑或是从国家实施基本公

---

① 中华人民共和国国家卫生和计划生育委员会：《2004 年中国卫生统计提要》，http://www.moh.gov.cn。

共卫生服务的改革任务来看，社区公共卫生服务都承担着重要的任务，尤其是社区公共卫生服务的绩效状况与国家基本公共卫生服务均等化的逐渐推进密不可分，对于深化国家医改的影响作用更不容置疑。因此，更加科学地理解社区公共卫生服务的绩效构成要素，寻找影响其绩效改善的因素所在，探寻两者之间的关系效应，更有针对性地促使这些影响因素发挥正向、积极的作用就成了改善社区公共卫生服务绩效的关键环节。

二　问题提出

由上所述，随着我国医改不断深入，如何更好地将国家基本公共卫生服务的均等化任务逐渐推进，如何使有限的卫生资源得以均衡化分配，发挥其最大效用成为深化卫生体制改革的一项重要问题。而理论界和实务界广泛认同的解决办法之一就是开展社区公共卫生服务，利用其重要交会点的作用不断提高国家基本公共卫生服务的能力，以迎合公众对公共卫生服务不断攀升的需要。

尤其自 1999 年，首次将社区卫生服务明确为我国卫生体制改革的重要内容后，社区公共卫生服务更是在我国很多地方迅速发展起来，特别是在一些发达地区，比如北京、江苏、上海等发达地区开展得都比较好，人们享受到了越来越多、质量越来越高的社区公共卫生服务，然而这种蒸蒸日上的发展境况，并没有在欠发达地区重现。例如，2005 年，发达地区平均每万人人均拥有社区卫生机构数是 0.35，而欠发达地区仅仅是 0.23，全国是 0.32 的平均水平。居民接受社区公共卫生服务数量也同样有着很大的悬殊，比如，发达地区平均每万人人均接受社区家庭卫生服务是 63.55 人次，欠发达地区仅仅为 3.27，不及其十分之一的水平，全国则是 28.8 的平均化水平。而现实中，则显现出另一种与此迥然不同的现象。例如，2005 年，发达地区平均每 10 万人法定传染病平均发病率只有 280.76 人，而欠发达地区则为 330.97 人，高于全国的平均发病率 268.31，病死率 0.264，而发达地区只有 0.214，同样地，高血压、糖尿病等慢性病治疗率，欠发达地区亦面对着比发达地区较为严重的公共卫生问题。[①] 这些数据表明，我国社区公共卫生服务发展不仅差异明显，而且区域之间的服务不均等现象显现出严重的态势，

---

① 根据 2006 年中国卫生统计年鉴相关数据整理。

欠发达地区在面对社区公共卫生服务发展不及发达地区的困境面前，却又不得不面对公共卫生问题较发达地区更为严峻的形势。这不仅对于全面理解社区公共卫生服务促进基本公共卫生服务均等化的作用非常不利，而且与国家倡导的公共服务均等化、和谐社会、公平等政策理念的初衷亦不相符，这必然要引起我国的重视。

鉴于此，2005 年 10 月，中共十六届五中全会提出以均等化原则，加强对欠发达地区发展公共服务的扶持[①]，2007 年 10 月在十七大报告中指出务必要重视基本公共服务均等化，以弱化区域之间发展的悬殊性[②]，2009 年全国财政会议又再次明确强调"社会公平正义"，2012 年党的十八大报告中亦提及均等、公平、和谐等发展理念。借助国家政策的倾斜和大力扶持，欠发达地区社区公共卫生服务从投入到产出的数量都上升得非常迅速。例如，2006—2012 年，欠发达地区平均每万人人均拥有社区卫生机构数由 0.21 上升为 0.37，上升幅度是 76.2%，发达地区上升幅度为 25.5%，全国平均上升幅度则是 20.5%，而平均每万人人均接受社区公共卫生服务数量，欠发达地区在 7 年间增加了将近 10 倍，发达地区增加了 5 倍左右，全国总体水平提升了 7 倍左右。可以看出，欠发达地区社区公共卫生服务总体发展速度比较快，不仅比全国总体平均水平快，甚至大幅超过发达地区。然而，尽管在如此快的发展速度下，欠发达地区社区公共卫生服务最终取得的效果却并不理想，比如，2006—2012 年，法定传染病每十万人年均发病率是 330.98，而发达地区仅是 227.31，病死率欠发达地区是每十万人 0.44，而发达地区仅为 0.28。[③] 居民慢性病防治水平方面，2013 年欠发达地区是 8.22，而发达地区则达到了 15.81，科学健康观方面，欠发达地区（26.01）相比发达地区（38.39）也差异明显，在健康生活方式与行为方面，欠发达地区也仅接近其一半的水平。[④] 由此可见，欠发达地区社区公共卫

---

① 2005 年 10 月，中共十六届五中全会通过的《中共中央关于制定国民经济和社会发展第十一个五年规划的建议》中提出"按照公共服务均等化原则，加大对欠发达地区的支持力度，加快革命老区、民族地区、边疆地区和贫困地区经济社会发展"。

② 2007 年 10 月，党的十七大报告中把社会建设列为全面建设小康社会的重要目标和任务，并确立了社会建设中改善民生、加快公共服务体系建设的基本方针和中心内容，指出"缩小区域发展差距，必须注重实现基本公共服务均等化"。

③ 根据 2007—2013 年中国卫生统计年鉴相关数据整理。

④ 国家卫生计生委：《2013 年居民健康素养监测报告》，http://www.nhfpc.gov.cn/。

生服务尽管近几年有了很大的发展，但其绩效提升的水平并不令人满意。因此，客观分析和解决欠发达地区社区公共卫生服务绩效相关的问题，探讨欠发达地区社区公共卫生服务过程中的问题，揭示影响其绩效不佳的主要因素及对绩效的影响程度，不仅是提升欠发达地区社区公共卫生服务绩效需要回答的问题，而且对于加快国家基本公共服务均等化、促进社会和谐发展都具有非常重大的影响。这也正构成了本书的研究宗旨。

基于此，本书将立足欠发达地区，以提升社区公共卫生服务绩效为研究主旨，以探寻欠发达地区社区公共卫生服务绩效构成要素、影响因素与绩效间的关系效应、影响因素在欠发达地区社区公共卫生服务过程中的绩效问题关键点作为基本研究问题，以凝练欠发达地区提升社区公共卫生服务绩效管理的政策启示为研究落脚点，运用理论分析与实证检验的方法展开本书的研究。

第二节　研究意义

社区公共卫生服务作为政府提供给公众的一项公共服务，具有公共产品的特征，在完成国家赋予社会使命的同时，更多地体现出了政府的责任与公共价值理念，本书针对欠发达地区社区公共卫生服务绩效与其影响因素展开研究，具有重要的理论与实践意义。

一　理论意义

首先，在社区公共卫生服务绩效方面的研究，西方发达国家有较为成熟的绩效评价框架，而在我国关于此方面的研究起步较晚，尚没有形成一个比较规范的分析框架。尤其是立足于欠发达地区，以社区公共卫生服务与其影响因素为研究对象，以量化的方式剖析绩效与其影响因素间的研究还较为缺乏，而其中关于实证证据类的研究成果更是少之又少，从而客观上制约了从整体上对我国社区公共卫生服务的开展情况做出科学准确的判断和评价。因而本书在系统梳理有关社区公共卫生服务绩效研究文献与理论的基础上，从理论视角概括并阐述欠发达地区社区公共卫生服务绩效的构成要素及其各个影响因素的内涵，这有助于更加清楚地认识社区公共卫生服务的作用，从而为我国欠发达地区社区公共卫生服务绩效改善赋予了一种基本的分析思维框架。

其次，目前从事社区公共卫生服务绩效方面的研究人员绝大部分来源于医疗卫生机构、高等医学院校医学专业的研究者和老师，具有比较深厚的医学专业背景，而社区公共卫生服务不仅仅涉及卫生专业领域，更是政府提供给公众的一项公共产品或公共服务，其绩效可持续性的改善也更多地得益于行政部门的管理与支持。因而本书将政府绩效管理理论应用于社区公共卫生服务研究，立足欠发达地区，并运用基于公共价值的政府绩效治理理论（PV - GPG），对社区公共卫生服务的绩效结构模型与其影响因素关系模型实证检验后的结果进行解释与分析，从而为社区公共卫生服务绩效构成要素和影响因素可以在不同区域背景下的应用提供证据支持，使得社区公共卫生服务绩效的宏观研究向更具有操作性的微观领域聚焦。这无疑对于理解和认识社区公共卫生服务绩效相关方面的研究是非常有益的尝试，在一定程度上也丰富和发展了社区公共卫生服务绩效的研究框架。

最后，本书在分析社区公共卫生服务绩效与其影响因素间的关系效应时，使用了融合回归和路径分析、确定性因素分析的结构方程模型（SEM）的方法作为本书的分析和实证检验工具，避开了以往回归模型的方法只能同时解释单个变量与单个或者几个变量之间关系的约束，使得本书的最终结果更具科学性、合理性和系统性，因此实现了新工具解决新问题的恰当运用。

二 实践意义

社区公共卫生服务绩效水平直观地反映着国家基本公共卫生服务的进程是否有了明显的推进，也直接影响着人们的健康改善状况如何。本书对于社区公共卫生服务的绩效与其影响因素的关系效应展开研究，并定位于欠发达地区，通过对欠发达地区社区公共卫生服务绩效与影响因素间的关系效应进行深入、系统的研究，并具体测算出各个影响因素对绩效构成要素的影响程度和方向，能够更好地帮助行政管理部门了解什么样的因素对我国欠发达地区社区公共卫生服务绩效产生着影响，其影响的强度分别有多大，从而有针对性地促使这些影响因素发挥正向、积极的作用，继而为欠发达地区提高社区公共卫生服务供给效率、减少资源浪费、改善服务绩效、提升其服务效果提供有价值的数据证据。在此基础上，本书又以检验了的实证结果，审视当前欠发达地区社区公共卫生服务开展过程中的绩效问题，为相关部门审视其实际工作，制定绩效改进方案提供更具可操作性的启示，因而也使得社区公共卫生服务绩效方面的研究具有更强的现实指导意义。

第三节　研究思路、内容与研究方法

一　研究思路

本书总体上属于典型的管理类应用性研究，遵循理论分析和实证检验结合的思路。本书以提升欠发达地区社区公共卫生服务绩效为宗旨，以绩效与其影响因素的关系为研究对象，以探寻欠发达地区社区公共卫生服务绩效构成要素、影响因素与绩效间的关系效应、影响因素在欠发达地区社区公共卫生服务过程中的绩效问题关键点为基本研究问题，以凝练欠发达地区社区公共卫生服务绩效提升的政策管理启示为研究落脚点。

由此，首先，本书对社区公共卫生服务相关研究文献进行回顾、梳理并总结文献研究成果和理论基础，进一步明晰具体的研究问题，同时为构建欠发达地区社区公共卫生服务绩效结构模型、绩效与影响因素关系模型提供理论依据。在此基础上，提出本书的概念模型和研究假设，从理论与实践层面回答提出模型的理由，并详细阐述绩效构成要素、绩效与影响因素关系模型的理论研究假设。进而依据结构方程模型（SEM）分析检验的方法要求，分别对绩效构成要素、绩效影响因素进行测量、编制问卷并展开实地调查，以获取研究所需数据。然后，基于样本地区的数据调查，借助 SPSS 和 AMOS 结构方程数据分析工具，检验、修正本书提出的概念模型与研究假设，并对实证检验结果进行分析、讨论与解释，为后续的绩效管理启示提供数据支持。继而围绕绩效影响因素，以实证检验的结果，审视并归纳我国欠发达地区社区公共卫生服务的绩效问题关键点，为后续绩效提升的政策管理启示提供现实依据。最后，在上述实证研究的数据支持和现实依据双重证据的基础上，凝练欠发达地区社区公共卫生服务绩效的政策管理启示，达到本书的研究目的。本书的研究思路与技术路线见图 1-1。

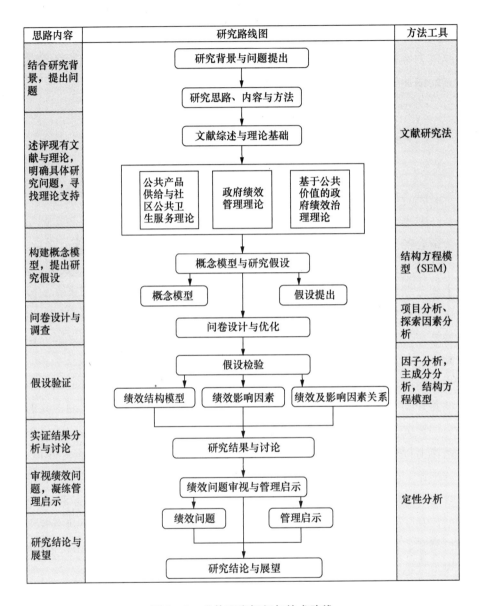

图 1-1　总体研究框架与技术路线

二　研究内容

(一) 研究区位与概念界定

1. 欠发达地区

我国从经济发展上可将区域分为发达地区和欠发达地区。欠发达地区的区分不是绝对的，而是相对的，并在不断地动态发展变化。依据中国统计年鉴（2013）中用于综合反映各个地区经济发展和民生改善的地区和社会发展综合指数（DLI），结合我国西部大开发和十八大优先发展西部的精神，本书将西部12个地区界定为欠发达地区。①

具体来说，欠发达地区社区公共卫生服务的特点主要可以归纳为三点：首先，欠发达地区多具有地广人稀、自然环境差等先天的地域性特征结构，这使得社区公共卫生服务开展伊始就面对着不平衡、卫生资源配置低、基础设施不健全等不利之处，因而相对于发达地区，欠发达地区开展社区公共卫生服务需要面临更多的困难与挑战；其次，欠发达地区多属于"吃饭型财政"，财力捉襟见肘，地方政府经常处于生存难、发展亦难的状态，开展社区公共卫生服务主要靠中央财政拨款，地方财政对其投入比较少，因而公共卫生事业发展长期滞后于发达地区。而另一方面，由于环境、生活方式等原因，欠发达地区对公共卫生的需求相对又比较多、问题比较突出，因此，欠发达地区在推进服务的进程中，面临着卫生资源短期内不能有效供给的严酷现实；最后，由于交通、环境、信息等客观原因，欠发达地区的人们普遍对健康改善和健康的生活行为意识不强，防病和自我保健能力不强，因而欠发达地区公众健康素养水平在总水平和提升幅度上均显著落后于发达地区。

2. 社区卫生服务、公共卫生与社区公共卫生服务

关于社区卫生服务，其经常被赋予不同的解释与定义。在国外是指以社区为服务范围、全科医生为服务主体的卫生组织所实施的卫生服务活动，而在国内，被普遍认可的定义来自卫生部，即社区卫生服务作为社区建设不可缺失的有机组成，基于政府组织、专业卫生机构的管理和技术指导上，以健康为其服务中心，由基层卫生服务机构向社区居民提供基础卫生服务，其重点服务对象是老年人、妇幼及其慢性病和残疾人，集健康教育、预防、保健、康复计划、生育技术服务和一般常见病等"六位一体"的综合性基层卫生服务。

关于公共卫生，1920年耶鲁大学文斯罗（Winslow）将其定义为：公共卫生是借助公共环境卫生的改善、降低传染病发生率、提供健康教

---

① 根据2013年中国统计年鉴划分，西部12个地区分别为：陕西、甘肃、宁夏、青海、四川、重庆、贵州、西藏、广西、新疆、内蒙古、云南，其中DLI指数处于最后十位的地区中，西部占到了9个。

育服务、创办社会卫生服务体制等有组织、有目的的社会实践活动，从而达到促进公众健康改善、寿命得到延长为目的的科学和艺术（徐林山、程晓明等，2005）。① 该定义由于对公共卫生的宗旨、服务范围及其本质给予了较为清晰的内涵，故而1952年时世卫组织就开始使用此定义直至现在。

社区公共卫生服务是社区卫生服务的主要任务，是将公共卫生服务下沉至社区卫生组织的实现，依据内容和性质可区分为公共卫生服务、基础医疗及其要求范畴内的特殊和高级服务。美国明尼苏达州并不区分公共卫生服务与社区卫生服务，而是将两者视为同一内容与概念，但其服务宗旨仍然是公众健康改善。我国对于社区公共卫生服务则在2006年的《城市社区卫生服务机构管理办法》中对其做出了清晰的界定，即以社区为服务区域，以全体居民为服务对象，以满足居民基本公共卫生服务为主旨的基层卫生服务，并提出必须以免费的形式向居民提供十二项公共卫生服务项目。② 因此，本书将社区公共卫生服务界定为政府免费向城市社区居民提供的十二项公共卫生服务项目，而不包含有收费项目的基础医疗及其他范围内的卫生服务。

（二）研究章节与内容

本书内容分为八章：

第一章：绪论。本章主要在研究背景的基础上提出研究问题，阐述研究意义，明确思路、方法与研究内容。

第二章：文献综述与理论基础。本章主要梳理了目前研究成果，并对之述评，找出目前研究不足之处，进一步明确本书的具体研究问题。然后阐析本书的相关理论基础，为本书后续概念模型的提出及实证结果的解释奠定基础。

第三章：概念模型构建与研究假设提出。本章在文献综述与理论阐

---

① 徐林山、程晓明等：《城市社区公共卫生服务项目分类研究》，《中华医院管理杂志》2005年第2期。

② 2006年我国《城市社区卫生服务机构管理办法》中明确，各个地方必须向居民提供十二类完全免费的公共卫生服务项目，即卫生信息管理、健康教育、传染病、地方病、寄生虫病预防控制、慢性病预防控制、精神卫生服务、妇女保健、儿童保健、老年保健、残疾康复指导和康复训练、计划生育技术咨询指导，发放避孕药具、协助处置辖区内的突发公共卫生事件、政府卫生行政部门规定的其他公共卫生服务。

述的基础上，立足欠发达地区，通过阐述与分析社区公共卫生服务绩效构成要素（投入、运行、效果）及影响因素（组织管理、资源配置、支付方式、监督约束、行为改变）的内涵，构建我国欠发达地区社区公共卫生服务绩效结构模型、社区公共卫生服务绩效与影响因素关系模型，并从理论层面分析各个影响因素对绩效的影响，继而提出研究假设，认为欠发达地区社区公共卫生服务绩效受组织管理、资源配置、支付方式、监督约束和行为改变五个因素直接正向的影响。

第四章：问卷设计与优化。本章以上述分析作为基础，对社区公共卫生服务绩效构成的几个要素和影响因素变量进行测量，在与相关专家访谈并结合专家隶属度分析后形成本书的原始问卷。然后围绕社区公共卫生服务绩效、社区公共卫生服务绩效影响因素两个层次，对原始问卷进行修改并经过初测后，运用定量分析法（项目分析、因子分析），对初测问卷进行调整与优化，并对优化后的新问卷进行探索性和信度分析，最后形成后续实证研究使用的正式问卷。

第五章：假设检验与模型修正。本章主要围绕第三章构建的我国欠发达地区社区公共卫生服务绩效结构概念模型、社区公共卫生服务绩效与影响因素关系概念模型，对所提出的假设进行验证。在数据验证之前，本章对样本的选取及抽样过程进行详细的解释和说明，保证所选样本具有较好的代表性。然后为确保所获样本数据具有良好的信度和效度要求，本章在第四章探索性因素分析的基础上，再次进行新一轮的探索因素分析，并使用结构方程模型（SEM）分析工具进行统计定量分析，在对概念模型结合理论和实践经验估计、评价与模型修正后，使得本书所构建的模型具有更好的解释性，并依次检验研究所提出的假设有无得到实证支持。

第六章：实证研究结果与讨论。本章主要是对第五章的数据验证结果做出进一步的分析、讨论与解释。本章实证研究结果如下：第一，对提出的16条假设，其中有13条通过实证数据的检验，有3条未通过实证检验。第二，欠发达地区社区公共卫生服务绩效构成要素包括投入、运行和效果，其中的运行要素对社区公共卫生服务绩效的贡献最大，而全部的影响因素对运行要素所产生的总的影响效应也是最大的。第三，支付方式因素对欠发达地区社区公共卫生服务的投入影响是最大的，而行为改变因素对欠发达地区社区公共卫生服务效果要素是最大的影响因素。第四，欠发达地区社区公共卫生服务绩效影响因素中，组织管理对其余四个影响因素均产生直接的影响，其中组织管理对支付方式产生的影响最大。

第七章：社区公共卫生服务绩效问题审视与管理启示。本章在上述实证检验的数据支持基础上，围绕组织管理、资源配置、支付方式、监督约束和行为改变五个影响因素，审视当前欠发达地区社区公共卫生服务过程中的绩效问题，归纳其绩效问题的关键点，并凝练欠发达地区社区公共卫生服务绩效提升的政策管理启示。

第八章：研究结论与展望。本章总结了本书的研究结论，探讨了研究局限性及今后的研究展望。

三　研究方法

本书总体上遵循理论分析和实证检验结合的思路，因此研究中既使用了定性的研究方法，也应用了定量的研究方法，具体的研究方法有：

（一）文献研究法

主要是对与本书有关的公共产品供给、社区公共卫生服务绩效等相关领域的文献与理论进行查阅、梳理、述评、总结和提炼，为本书绩效构成要素、影响因素、绩效结构模型、绩效与影响因素关系模型的构建及其变量测量、问卷设计、实证研究结果的讨论与解释提供理论支撑与参考。根据本书的基本研究问题，系统梳理社区公共卫生服务绩效、绩效影响因素等方面的研究成果，并进行文献述评，通过文献述评对社区公共卫生服务的绩效构成要素、绩效影响因素等概念内涵有清晰的认识，同时进一步明晰本书的具体研究问题。然后对涉及社区公共卫生服务绩效有关的主要理论进行阐述，并说明对本书的理论借鉴。经过文献研究法所梳理和分析的文献与理论阐述，不仅是本书研究的基础理论，同时也是本书后续问卷设计及其实证分析的依据。

（二）实证研究法

（1）专家咨询。为提高本书所使用问卷的有效性及其后续研究的适用性，本书根据文献研究基础上形成的变量及其测量题项，首先初步设计形成原始问卷，通过与专家、学者咨询、交流，听取其对问卷设计的意见，调整原始问卷中不合适之处后形成专家咨询隶属度表，对其中的所有题项实施隶属度分析。专家咨询隶属度分析采用李克特三点量表（1—3级），分别表示专家完全不认可、比较认可和非常认可。然后选取从事社区公共卫生服务的管理者、学者发放了 37 份专家隶属度咨询表，比例为卫生行政管理者 30%（11 人）、社区卫生管理者 40%（15 人）、教学或科研学者 30%（11 人），运用隶属度分析法，筛选专家对问卷中各题项的接受情况，初步筛选掉专家完全不认可的题项（即删除隶属度小于 0.3 的题项），并和专家深度交流听取专家对问卷的建议后，编制成为本书的问卷，问卷形式上采用李克特（Likert）五点量表的形式。

（2）问卷调查。分初测和正式调查两次进行，以获取实证研究需要的数据。问卷初测选择宁夏医科大学的公共卫生学院、管理学院在读的公共卫生硕士、部分成人公共卫生本科学员为初测对象，初测数量是 127 份，在相关任课老师协助下实施问卷初测，此阶段主要用于修改原始问卷在语义、语气等方面的问题，以进一步优化后得到正式问卷。正式调查主要为本书后续定量研究获取数据。考虑样本的可接触性，本书选取区域经济、社会发展水平、卫生事业发展等在欠发达地区具有一定代表性的宁夏为样本地区（详细阐述在第五章中），并以全面调查的方式，对样本地区具有不同经济发展水平和特色的五个地级市全部的社区卫生服务中心（或者站）、卫生、疾控、妇幼、卫生监督等相关部门和科室，直接从事或与社区公共卫生服务有直接关系的管理人员为调研对象展开问卷调查，正式调查发放数量是 433 份。在样本地区卫生厅、市卫生局相关部门的支持与帮助下，采用现场发放、现场回收问卷的方式填答问卷，并由调查者对问卷填答的事项、问题等予以解释和说明，从而保证本书数据获取的有效性、科学性和稳定性。

（3）访谈法。访谈法主要是掌握欠发达地区社区公共卫生服务推进中的绩效问题现状，以总结欠发达地区社区公共卫生服务绩效问题关键点。具体是在实施正式问卷调查的同时，围绕社区公共卫生服务绩效影响因素的相关测量题项，以样本地区部分卫生局、疾控中心、社区公共卫生中心（或站）等管理人员为访谈对象，结合个人深度访谈和集体座谈的形式，明晰社区公共卫生服务的绩效问题表现，从而为欠发达地区社区公共卫生服务绩效问题关键点的归纳提供重要的实证来源。

（三）数据分析方法

主要是根据样本地区收集的数据展开定量分析并获取实证研究结果，从而为本书最终的启示提供数据支持。具体实施时，根据问卷调查所获取的数据，对专家隶属度表、社区公共卫生服务绩效构成要素、绩效影响因素问卷的样本分布特征信息分别从被访者的性别、职务、年龄、文化程度、职称、工龄、从事工作的背景等几个方面进行了描述性分析。对社区公共卫生服务绩效构成要素、绩效影响因素问卷的信度、效度及鉴别度分别使用 KMO 和 Bartlett's、克龙巴哈系数（Cronbach α）、折半系数、项目分析检验（临界值 CR 系数）等探索性因素分析的方法，分析工具是 SPSS 18.0 统计软件。对社区公共卫生服务绩效结构模型、绩效与影响因素关系模型的维度构成、模型拟合、修正及其假设检验使用结构方程模型的验证性分析方法，以此获取本书实证研究结果，分析工具是 AMOS 20.0 统计软件。通过严格的数据分析方法确保本书结果的科学性、稳定性和有效性。

第二章　文献综述与理论基础

本章主要对研究所需的相关文献予以梳理与述评，以找出现有研究的不足之处，进一步明确本书的具体研究问题，并通过理论阐述，为社区公共卫生服务绩效与其影响因素研究提供理论指导与分析框架。

第一节　文献综述

社区公共卫生服务是公共卫生的基础，在预防疾病、改善公众健康和社会效益方面有着明显的优势。特别是在国家政策的引导下，社区公共卫生服务得到了快速发展，相关研究也日趋增多。根据研究内容，本书从社区公共卫生服务供给、绩效评价、绩效影响因素三个方面对之进行归纳阐述。本节有关社区公共卫生服务相关的文献回顾，将为本书后续的绩效结构模型、绩效与影响因素关系模型的构建提供支持。

一　社区公共卫生服务供给相关研究

社区卫生服务最早发端于欧美国家，历经半个多世纪的发展，目前社区卫生服务已经成为各个国家普遍应用的、比较成熟的卫生服务模式。国外的社区卫生是以全科医生为主，而且政府为公众提供基础健康保障的理念十分明确。我国社区卫生从践行卫生改革与发展伊始，以为公众提供基础医疗服务和公共卫生服务为主的服务形式，在一些发达地区的城市，如北京、上海、天津等地区取得了非常好的成效，而在经济欠发达地区并不尽如人意。

（一）国外社区公共卫生服务供给相关研究

20世纪50年代由英国率先发展起来社区卫生服务的理念，提出用政府税收来统一支付的专科形式，并由此建立了"福利国家桂冠之钻"的国家卫生服务体系（NHS），自此社区卫生服务迅速发展起来。70年代末，世卫组织（World Health Organization，WHO）在英国和其他国家社区卫生服务的发展经验之上，提出了以社区为主的公共卫生服务发展模式，截至现在，该模式是世界上公认的、最好的初级卫生服务模式，相关典型性的研究主要可以归纳为：

1. 社区公共卫生服务功能方面的研究

其中最具代表的是 Culter 等（2005）的研究中指出，公共卫生服务对于人类平均寿命的提高是最有成效且受到广大民众极度追捧的成果之一，公共卫生使得传染疾病得到有效控制，民众的健康风险因素得到减弱，对于公共卫生环境的改善成效也非凡。[①] Saramunee K.（2012）从公共健康供给者的视角指出，社区医师在英国越来越多地提供一系列的社区公共卫生服务，并通过市民、社区保健医、全科医生及其他利益相关者的参与调查，认为以社区的形式为公民提供公共卫生服务具有非常大的潜力，并且将市场机制引入到卫生系统中，按照全科医生实际服务的居民（病人）的数量支付报酬。[②] 美国国立精神卫生社区公共卫生服务所首席临床心理学家 Carter Jr. 和 Jerry W.（1950）研究了自第二次世界大战后，从部队退役回家的士兵中大约有 800 万人都患有精神障碍症，而这些人却没有得到任何的早期治疗或精神疾病干预，这将会给社会造成很大的危害，因此他们呼吁由国家心理健康咨询委员会组成专项项目治疗机构，为这些人提供精神健康指导服务，并建议这个机构以社区为基本单元，制定项目服务人员的标准、奖助经费分配等一些重要的政策支持。[③] Nicole Stad nick 和 Robin Taylor 等（2012）也从精神健康指导的角度，对自闭症儿童的行为和精神方面进行了研究，提出尽管父母对自闭症儿童的护理很重要，但如果成立社区心理健康机构（CMH），让他们接受正规的心理健康指导与干预，对于自闭症儿童的治疗与康复有很好的作用，而治疗过程中收集到的各种信息也将对社区

---

① Cuter, David, Grant Miller, "The Role of Public Health Improvements in Health Advances", *The Twentieth Century United States Demography*, 2005, 42 (1): 1 – 22.

② Saramunee K. , "Research In Social & Administrative Pharmacy", *RSAP*, 2012, 10 (19): 311 – 317.

③ Carter Jr. , Jerry W. , "The community services program of the national institute of mental heanth, U. S. publish health service", *Journal of Clinical Psychology*, 1950, 6 (2): 112 – 117.

精神卫生站的发展方向提供有针对性的帮助。① S. Naariyong K. C.，M. Rahman J. Yasuoka，M. Jimba（2011）等学者通过研究非洲加纳以北地区产前保健服务提出，以社区为基础的公共卫生服务将对整个国家的健康保障计划的实践具有很大的贡献。②

2. 社区公共卫生服务供给模式方面的研究

对于社区公共卫生服务以何种方式提供，西方发达国家结合本国国情和经济情况采取了不同的服务提供方式。比较典型的是：澳大利亚（Alford K.，2000）社区公共卫生服务由政府成立社区卫生服务基层组织，其机构包括社区卫生、社区康复、护理及儿保中心等，承担的主要职责是促进居民健康，在使得居民，尤其是低收入群体免费获得基础卫生需求的前提下，以社会化的方式向所管辖区内的居民提供公共卫生服务；这些机构运行的经费大部分是以政府拨款的形式筹集，并且政府每年提供给基层组织不同的专项基金，按各机构实际所需申请后使用。③ Loss J.（2009）研究后认为，澳大利亚以政府购买社区卫生服务的形式，即由政府成立的社区卫生服务组织、私人医疗卫生机构及其非政府组织参与，共同提供卫生服务，因此在政府政策引导下，有能力提供较好卫生服务的机构，就可以根据提供服务内容的质量、数量等获得政府不同规模的资金支持，这样就在社区公共卫生服务提供方之间构建起良好的竞争氛围。④ 英国实施的是政府主导式的全民免费医疗，几乎所有的卫生服务机构都归属政府，由政府以购买的形式提供公共卫生服务，并且在每个区域的每个社区都设置了非常完善的公共卫生服务网络。德国的社区卫生服务是国家计划、私人提供的形式（Wirtz A. et al.，

---

① Lauren Broo km an – Frazee，Mary Baker – Ericze'n，NicoleStadnick，Robin Taylor，"Parent Perspectives on Community Mental Health Services for Children with Autism Spectrum Disorders"，*Journal of Child and Family Studies*，2012，21（4）：533 – 544.

② S. Naariyong，K. C. Poudel，M. Jimba et al.，"Quality of Antenatal Care Services in the Birim North District of Ghana: Contribution of the Community – Based Health Planning and Services Program"，*Matern Child Health J.*，2012，6（16）：1709 – 1717.

③ Alford K.，"Reforming Victoria's Primary health and community service sector: rural implications"，*Australian Health Review*，2000，23（3）：58 – 67.

④ Loss J. Nagel，E.，"Problems and ethical challenges in Publlc health communication"，*Gesund heit ssehutz*，2009，52（5）：502 – 511.

2005），主要特点是以家庭医生为中心的护理模式与专科转诊结合的制度①，卫生筹集资金是利用社会健康保险制度（Oida Y.，Morozumi K.，et al.，2008），运用保险的方式，筹集服务的资金，且和执业医协签署契约，明确彼此的责任和义务，以间接的形式给社区卫生服务机构提供服务的资金，确保公共卫生服务得以良好地运行。② 美国主要以合同外包的形式提供，对于加入《社区预防服务指南》，并且按照指南对进入到社区卫生服务的组织机构或者全科医生，使用预算的形式预支付给服务组织或人员报酬，在结算年底根据工作情况予以奖罚（Sugawara M.，2003）。③ 学者 Mendizabal，Galder Abos，Solinís，Roberto Nuño，Zaballa González，Irune（2013）研究了以虚拟实践社区（VCoP）来促进基础卫生保健服务项目实施的创新，并通过收集所有悉尼马斯克特地区提供公共卫生服务的保健专员的经验和意见，以案例的形式，经过客观评估后认为，可以虚拟实践社区（VCoP）的形式向公众提供基础卫生保健服务。④

（二）国内社区公共卫生服务相关研究

国内对于社区卫生服务的理念是从 20 世纪 90 年代开始提出，发展到现在，一些大中型城市，比如北京、上海、天津等地的社区卫生服务工作已经取得了很显著的成效，特别是在国家新一轮的医改实施后，社区卫生服务就肩负起基本医疗、公共卫生服务两大重担，这无疑对增强公众健康意识，培养健康生活方式，预防和控制传染病及慢性病发挥着巨大的作用，相关代表性研究主要有：

1. 关于社区公共卫生服务性质的研究

关于社区公共卫生服务的性质，学术界普遍认为，社区公共卫生服

---

① Wirtz A.，Andres M.，Gottsehalk R.，et al.，"The role of Publc health service in Prevention and eontrol of infeetious diseases in the Federal RePublie of Germany: Tasks, struetures and responsibilities – an overview"，*Bundesges undheits blatt Gesundheits for sehung Ges undheit ssehutz*，2005，48（9）：971 – 978.

② Oida Y.，Morozumi K.，Nakamura N.，et al.，"Effeetiveness of a community health service Program using exereise intervention for elderly People with osteoarthritis of the kneesl"，*Nippon Koshu Eisei Zasshi*，2008，55（4）：228 – 237.

③ Sugawara M.，"ommunity mental health service, social work activity and clinical ethics"，*Seish in Shinkei gaku Zasshi*，2003，105（12）：1437 – 1443.

④ Mendizabal，Galder Abos，Solinís，Roberto Nuño；Zaballa González，Irune，"HOBE +，a case study: a virtual community of practice to support innovation in primary care in Basque Public Health Service"，*BMC Family Practice*，2013，14（1）：168 – 186.

务是明显的公共产品，具有鲜明的公共性和外部性的特征，市场作为供给方提供服务时，必然会引发"市场失灵"，因此必须要借助"无形的手"予以引导。史丹（2007）撰文指出，我国社区公共卫生服务尚处于卫生服务系统的早期，带有明显的公益性质，因此应该从属公共服务的范围之内，社区公共卫生服务应当也必须由政府供给，但可以由多种方式供给。胡春（2007）从社会性与公共服务间的关系入手，比较了其间的区别与联系，认为社区公共卫生服务的"建设"、"供给"、"组织"与"管理"的角色应该由政府担当。也有学者从社区公共卫生服务与政府的关系入手，指出社区公共卫生服务有别于其他公益性较强的公共服务之处就在于其服务体系和机构建设上，政府的参与是基本保障（韩子荣、刘突，2007）。[1] 王涛（2003）对政府作为社区公共卫生供应商进行研究后认为，社区公共卫生服务绩效提升主要在于，政府是否有效地引导居民参与到其中，且保证正常、有序的供给是政府的责任。张立新（2006）通过研究认为，政府不应将社区公共卫生服务盲目地置于市场中，由市场决定它的运行；政府应当处于主导的地位，保证社区公共卫生服务持续性地发挥作用。[2] 孙欣欣、魏仁敏（2012）通过分析东部、中部、西部省份的基本公共卫生服务项目实施情况、项目的组织和管理状况后得出，社区公共卫生产品显著地优化了公共卫生环境，提升了居民的健康改善水平。[3]

2. 有关社区公共卫生服务供给模式方面的研究

伴随国家对社区公共卫生服务体系的逐渐完善，社区公共卫生服务开始从供给型转向需求型，理论界和实务界在借鉴西方供给模式的基础上形成了丰硕的研究成果。鲍勇等（2004）结合分析国外社区公共卫生服务模式后认为，根据我国的国情，最适宜的服务模式应该是四级网络模式，即社区公共卫生服务网络里应该同时纳入基础医疗、街道和社区卫生服务机构、家庭病床；但是考虑到各个地方的不同，中型和小型

---

① 韩子荣、刘突：《社区公共卫生服务：实现卫生服务公平性的有效途径》，《浙江树人大学学报》2007 年第 2 期。

② 张立新：《政府主办、机制保障、服务创新——江苏南京白下区社区公共卫生服务体系建设取得新成效》，《医院产业资讯》2006 年第 4 期。

③ 孙欣欣、魏仁敏：《我国实施基本公共卫生服务项目的效果分析》，《齐鲁医学杂志》2012 年第 6 期。

城市适合三级服务模式。[①] 徐慧萍、章洁 (2013) 建议，结合国务院深化医疗卫生体制的改革，当前我国应该实施家庭医生制模式。[②] 然而学者 (王枫叶，2008) 认为，尽管社区公共卫生服务隶属于公共产品，但提供方可以运用市场化的模式来提供产品，可在政府、社区卫生机构和居民三者间以角色定位的形式形成一种合作模式，政府的角色是进行制度设计，通过对机构经济补偿的方式引入竞争机制，从而解决需求矛盾，提升质量，培育服务意识。[③] 周业勤 (2007) 提出社区公共卫生服务应改变过去供给方与需求方管理与被管理的关系，转向两者在沟通合作基础上的治理模式上来，社区居民既是需求对象、接受对象，也是服务的生产对象。[④] 这些研究对社区公共卫生服务的深入开展有着很大的借鉴与指导作用。

进入 2002 年后，受西方公共卫生服务改革的影响，我国逐渐启动了政府购买形式的社区公共卫生服务。代会侠、冯占春 (2008) 对政府购买社区公共卫生服务概念进行了界定，指出政府保持原有的融资主体不变，以合同的方式，把服务的供给责任转由独立的卫生服务组织实施；并提出以政府购买的方式实施社区公共卫生服务有两种经费补偿方式：其一是以提供的项目种类实行"定项补助"，其二是按"人头"实行的"定额补助"方式，但实质是对需方直接补贴，增加居民接受服务的意愿，同时激励服务供给方的主动性和积极性，从而化解动力不足和效率低下间的冲突。[⑤] 学者们对政府购买社区公共卫生服务均比较一致地认为，其可以规避市场化模式和政府直接供给模式的缺陷，充分融合了两者的优势，是一种比较折中的方式。

尽管自 2002 年以后，我国政府购买社区公共卫生服务从实践到理论层面都取得了喜人的成绩，但是储亚萍 (2012) 认为，由于起步晚，

① 鲍勇、王勇等：《社区卫生服务现代化综合评价体系构思及有关问题的探讨》，《预防医学杂志》2004 年第 4 期。

② 徐慧萍、章洁：《家庭医生制在社区公共卫生服务中的应用探索》，《江苏卫生保健》2013 年第 1 期。

③ 王枫叶：《政府主导下社区卫生服务市场化管理模式探讨》，《江苏卫生保健》2008 年第 2 期。

④ 周业勤：《社区卫生服务的管理模式与治理模式比较》，《医学与哲学》（人文社会医学版）2007 年第 11 期。

⑤ 代会侠、冯占春：《政府购买公共卫生服务的模式及其理论分析》，《中国初级卫生保健》2008 年第 1 期。

缺乏经验，投入力度较小，购买的项目少且方式不当，加之经费到位、监管激励等存在缺位或错位等，使得我国政府购买社区公共卫生服务还有很多问题。① 随之，储亚萍（2013②，2014③）又以国内五个地区为例实证调查后指出，政府购买社区公共卫生服务的购买价格不高、公共和私人机构差别化待遇、监管欠缺及机会主义行为等问题比较突出，并认为，若推进其顺畅开展，就要在价格、公平待遇、加强绩效考核与监管、引入竞争等方面完善相关的配套措施。王洪丽、乔慧（2012）对宁夏五个地级市的城市社区卫生服务中心（站）运行现状进行了调查，结果显示目前宁夏城市社区卫生服务中心（站）存在着服务网点设置、人员配置、政府投入、服务不全面的问题。④ 闫海、张天金（2010）从制度建设方面进行分析，指出目前政府购买的法律法规不健全，仅在2003年出台了一套《政府采购法》可以用于指导，但配套的法律法规极度匮乏，应该从购买的范围、程序及经费保障等方面加强这方面的立法，相应的地方法规、政策也应从各地方实际制定。⑤ 刘军民（2008）对政府购买公共卫生服务的内涵、意义从理论视角做了深度的剖析，认为此举实现了政府供给和生产的恰当分离，政府担当购买和监督的角色，但其发挥作用的根本在于要创建有效的激励措施；并且这种购买模式，实质上是形成了提供方、实施方之间一种新的风险治理框架，因此也应有相应的风险承担机制。⑥ 周俊（2010）则认为，政府购买时一方面要加强成本测算，另一方面要以详尽的合同减少购买的风险，并聘请第三方独立机构或专家实施服务的评价与监督。⑦ 马明超、张军花（2014）评论了海伦市公共卫生服务的工作经验"顶层设计、项目研究、项目规划，公卫

---

① 储亚萍：《发达国家政府购买社区公共卫生服务的可借鉴之处》，《理论探索》2012年第6期。

② 储亚萍：《政府购买社区公共卫生服务的现状与对策——基于合肥市的调查》，《安徽大学学报》（哲学社会科学版）2013年第2期。

③ 储亚萍：《政府购买社区公共卫生服务的模式与成效研究》，《东北大学学报》（社会科学版）2014年第2期。

④ 王洪丽、乔慧：《宁夏城市社区卫生服务运行现状的调查分析》，《医学动物防制》2012年第1期。

⑤ 闫海、张天金：《政府购买卫生服务的法律规制》，《求实》2010年第6期。

⑥ 刘军民：《关于政府购买卫生服务改革的评析》，《华中师范大学学报》（人文社会科学版）2008年第1期。

⑦ 周俊：《政府购买公共服务的风险及其防范》，《中国行政管理》2010年第6期。

机构主动指导、医疗机构配合指导、落实机构接受指导",指出这个已经被国家在 2013 年确定为"海伦模式"经验将在全国推广。[1]

二 关于社区公共卫生服务绩效评价方面的研究

伴随着公共卫生服务研究范围的不断扩展,将绩效管理的内涵拓延至社区公共卫生服务的研究得以深入。国外在较早时就展开了公共卫生服务领域的绩效评价研究,20 世纪 90 年代以前,有关公共卫生服务绩效评价层面的研究并不多,且研究的大部分都集中在公共卫生服务运行的结果方面,淡化了对公共卫生服务的组织管理、资源配置、供给力等方面的研究。[2] 我国对公共卫生服务的绩效评价起步比较晚,郭清等(2002)认为适宜的绩效评价体系对于实现公共卫生服务的总目标、促进公共卫生服务持续性发展意义重大[3]。

(一) 国外有关社区公共卫生服务绩效评价方面研究

在欧洲,经济合作与发展组织(OECD)在 1990 年出版的 *Health Care System in transition: the search for efficiency, social policy studies No. 7* 中指出了当前医疗保健系统存在的问题,由此引发诸多学者和政策制定者对医疗改革方向进行了不断的探索研究,与此相关的典型文献主要有:那比第安(Donabedian,1988)从结构、过程和结果三个维度划分了绩效评价模式,其中,结构维度涉及公共卫生服务供给的资源要素,过程维度主要关注卫生服务与接受者间的互动,是对卫生服务本身的评价,包括服务的数量、效率等,结果维度主要是关于公共卫生服务的最终效果怎样。[4] 由于 Donabedian 提出的这个三维框架操作性非常强,可以对任何项目或服务进行评价,是世界各国进行卫生绩效评价的主要理论基础,因此业界内的认可程度很高(Koch T. ,1992;[5] 王芳等,

---

① 马明超、张军花:《海伦基本公共卫生服务经验全国推广》,《绥化日报》2014 年 2 月 13 日第 1 版。

② Bernard J. Turnock and Arden S. Handler, "From measuring to improving public health practice", *Annual Review of Public Health*, 1997 (18): 261 - 282.

③ 郭清、汪胜等:《中国城市社区卫生服务评价指标研究》,《中国全科医学》2002 年第 5 期。

④ Donabedian A., "The Quality of Care: How Can it be Assess", *JAMA*, 1988 (260): 1743 - 1748.

⑤ Koch T., "A review of nursing quality assurance", *Journal of Advanced Nursing*, 1992 (17): 785 - 794.

2006①），美国、英国等国家的学者们纷纷以此为基础展开了研究，促进了卫生服务绩效水平。比如，美国继 1994 年《公共卫生的未来》报告发布之后，提议了 10 项基本公共卫生服务项目，美国公共卫生服务绩效研究基于此展开了大量理论视角及其实践环节的探索。② 如 B. Turncock 等（1997）研究并提出了"任务、功能、实践、投入、产出、结果"的立体式评价框架，并指出任务（Mission）是改善公众的健康，功能（Functions）是关于公共卫生服务绩效评价、措施制定，实践（Practices）是功能实现的过程，投入（Inputs）涵盖经费和人员的投入，产出（Outputs）是 10 项基本公共卫生服务项目服务的结果，结果（Outcomes）是公众健康改善的情况。③ 这个分析框架基本从整体层面展现出了公共卫生服务系统，并且立足绩效评估，明确了公共卫生服务体系绩效的主要架构，可以理解为投入、产出和效果三个维度的绩效评价体系。世界卫生组织（WHO）作为卫生服务体系绩效评价的主要发起者和组织者，在《2000 年世界卫生报告》一书中，率先在国家层面上提出了全新的绩效评价构架，指出绩效评价是对卫生系统的结果和效率进行评估的过程，是以促进公众健康得到良好改善、加强响应性、保障筹资为主要目标的、优越的卫生系统的绩效评估方法，从而为其他国家指引出卫生服务改革向着"公允、质量、效率、响应和风险分担"推进。

经历半个多世纪的发展，学者们渐渐将视角转向卫生服务体系中的一个子系统——社区公共卫生服务。Arden Handler（2001）基于 Donabedian 的维度框架，对公共卫生从全国、区域、社区三个层次进行了划分，结合结构、过程、产出、结果，提出了绩效评价概念模型，通过提高三个层面的绩效水平，最终改善公众的健康水平。④ 随后，Jennifer Kates（2001）根据美国艾滋病干扰项目进行了研究，认为公共卫生

---

① 王芳等：《社区卫生服务综合评价指标体系方法学研究》，《中国全科医学》2006 年第 5 期。

② Liza C. Corso P. J. W. , Paul K. Halverson, Carol K. Brown, "Using Essential Services as a Foundation for Performance Measurement and Assessment of Local Public Health Systems", *Ournal of Public Health Management and Practice*, 2000, 6（5）：1 – 18.

③ Bernard J. Turnock and Arden S. Handler, "From measuring to improving public health practice", *Annual Review of Public Health*, 1997（18）：261 – 282.

④ Handler A. S. , "A Conceptual Framework to Measure Performance of the Public Health System", *American Journal of Public Health*, 2001, 91（8）：1235 – 1239.

服务的绩效测算非常复杂，各个地区又有不同的特征，因此以社区这种更小范围内的绩效评价作用更明显些。[①] Radfoul A. 等（2007）从卫生服务可及性、财务效率、资源使用、社区卫生整体效率四个方面、19个评价指标，对美国北卡罗来纳州的社区卫生服务机构展开了绩效评价。[②] 此外，其他国家也相继提出了社区公共卫生服务的评估分析框架。澳大利亚于 1999 年设置了国家卫生绩效委员会（The National Health Performance Committee，NHPC），制定卫生体系的绩效评价体系框架，框架囊括社区卫生、全科和公共卫生服务，评价内容涵盖健康、基础卫生、医疗与保健四个方面，从投入、产出和结果制定了一系列的指标，包括有效性、适宜性、效率、响应性、可及性、安全性、持续性和能力等方面的内容，该框架构成了澳大利亚卫生服务体系绩效分析考核的主要内容之一。[③] 英国在实践中，绩效评价以经济、效率、效益（3E）为主的维度进行研究。Rifat 等（2003）开发了社区卫生系统评价框架，该框架评价的目标是实现公共卫生的公平、效率、有效，以促进健康结果和消费者满意为终极目标。[④] 英国曼彻斯特大学卡伦·卢克学院的关于如何提高家庭护理质量的研究报告（2006）表明，病人和护理人员建立融洽的关系是提高社区家庭护理质量的一个关键或先决条件，并且建议护理的质量优劣可以用作社区家庭护理绩效的判断尺度。[⑤]

（二）国内有关社区公共卫生服务绩效评价方面研究

1. 社区公共卫生服务绩效评价理论方面的研究

彭国甫（2004）认为，绩效是评价的根本所在，追求优良的服务质量及其公众诉求得到响应和满足应该是评价的首要出发点。[⑥] 公共卫

---

① Jennifer Kates, Katherine Marconib, Thomas E. Mannle Jr, "Developing a performance management system for a Federal public health program: the Ryan White CARE ACT Titles I and II", *Evaluation and Program Planning*, 2001（24）: 145 - 155.

② Radford A, Pink G, Ricketts T. A, "Comparative performance scorecard for federally funded community health centers in North Carolina", *J Health Management*, 2007, 52（1）: 20 - 31.

③ 裴丽昆：《澳大利亚卫生系统绩效评价框架》，《中华医院管理杂志》2004 年第 8 期。

④ Tun Rifat, Niamh Lennox - Chhuggani, "Health System Development: A review of the tools used in health system analysis and to support decision making", *Discussion Paper*, 2003.

⑤ Karen A, "Challenges for home care nurses in providing quality care", *Primary Health Care Research and Development*, 2006（7）: 291 - 298.

⑥ 彭国甫：《对政府绩效评估几个基本问题的反思》，《湘潭大学学报》（哲学社会科学版）2004 年第 3 期。

生服务的绩效考核也应围绕公众需求，提高政府回应性，关注服务产出，重视产出的效率和质量。鲍勇等（1999）提出了行政管理、卫生宣教、预防、医疗、保健及康复六个维度的评价指标体系。① 2004 年，根据国情又提出了政策、网络、人才、服务的功能、结果及其监督管理六个新的维度体系，深入研究后，将六个维度指标整合成质量、效率和经济效益三个维度。② 郭清等（2002）认为，我国社区公共卫生服务的评价指标体系，要考虑到现阶段我国东部、西部的差距，要按东部和西部，大、中和小城市分类区别制定，这对于科学评价我国社区公共卫生服务发展非常重要，并进一步从支持、过程、结果三个维度提出了评价框架。③ 梁鸿等（2004）从理论环节对指标进行分析研究，构建了服务背景、发展方向、服务投入、服务利用、服务产出五个方面的体系框架。④ 谭潇漪、樊立华等（2014）从质量监管的角度入手，利用文献法、问卷调查法构建了结构、过程、结果三个一级指标、十个二级指标的指标体系。⑤ 于勇等（2014）经过两轮专家咨询法，从服务可及性、实施和结果三个方面建立基本公共卫生服务评估指标体系。⑥ 归纳上述社区公共卫生服务绩效的研究发现，国内主要是基于那比第安（Donabedian）框架，其共同要素可以归纳为政策扶持、投资、机构建设、过程和效果几个方面（王芳等，2006）。⑦

2. 社区公共卫生服务绩效评价实践性应用

上述学者基本都是从理论方面构建社区公共卫生服务绩效评价框架，然而真正将理论应用于实践中对之进行绩效评价是从 2008 年开始。

---

① 鲍勇、龚幼龙：《建立社区卫生服务综合评估体系，促进社区卫生服务健康持续发展》，《中国卫生经济》1999 年第 5 期。

② 鲍勇、王勇等：《社区卫生服务现代化综合评价体系构思及有关问题的探讨》，《预防医学杂志》2004 年第 4 期。

③ 郭清、汪胜等：《中国城市社区卫生服务评价指标研究》，《中国全科医学》2002 年第 10 期。

④ 梁鸿、郭有德、李佩珊：《社区卫生服务发展评价指标体系研究》，《中国卫生经济》2004 年第 2 期。

⑤ 谭潇漪、樊立华等：《基于因子分析的基本公共卫生服务质量监管指标体系构建》，《中国卫生经济》2014 年第 5 期。

⑥ 于勇、陶立坚、杨土保：《基本公共卫生服务均等化评价指标体系的构建》，《中南大学学报》2014 年第 5 期。

⑦ 王芳等：《社区卫生服务综合评价指标体系方法学研究》，《中国全科医学》2006 年第 5 期。

如学者（夏云、邹宇华等，2011①；章朝霞、袁家麟，2013②）分别调研了广州、上海公众对社区公共卫生服务的接受情况，维度涉及可及性、态度、技术、健康知晓情况、满意度等，认为应促进并改善社区公共卫生服务的"六位一体"的功能，优化服务质量，拓宽服务的覆盖空间。沈林（2011）等学者从支持、服务和效果三大类指标，对杭州市的社区公共卫生服务绩效进行实地测量，以掌握当地社区公共卫生服务开展的成效。③ 谢艳英等（2013）调查了山东龙口市社区公共卫生服务的情况，运用德尔菲法，结合理论从投入、过程和效果三个角度构建了30个绩效评价指标。④ 何莎莎等（2012）对县级形式的基本公共卫生服务项目之运行与质量管理进行分析，并构建了项目质量监督和控制模型，提出"政府购买、结果支付"模式，并且按项目实施的投入、过程和结果三个维度进行了质量评价。⑤ 张文礼、侯蕊（2013）对甘肃、青海、宁夏从费用支出、卫生资源、健康水平、可及性四个方面对基本公共卫生服务均等化情况进行了测量，指出卫生资源和可及性方面欠发达地区差距比较大，但在健康档案管理方面提升较发达地区高。⑥ 李杰刚等（2012）⑦、吴洪涛等（2014）利用绩效分析的方法，实证研究了中国社区公共卫生服务的差异性，结果显示，我国省际间的社区公共卫生服务项目的执行和绩效水平差异较明显，东部地区位居第一，中部居次，西部最差，差异的原因与地区间的经济发展直接关联。⑧ 徐琴（2013）利用层次分析法，对我国省际公共卫生与基本公共卫生服务的

① 夏云、邹宇华等：《广州市社区公共卫生服务现况调查》，《中国公共卫生》2011年第5期。

② 章朝霞、袁家麟：《社区卫生服务站公共卫生服务管理模式实践与研究》，《社区卫生工作研究》2013年第1期。

③ 沈林等：《杭州市社区公共卫生服务绩效评价》，《中国农村卫生事业管理》2011年第2期。

④ 谢艳英等：《社区公共卫生服务绩效评价指标体系研究》，《中外医疗》2013年第3期。

⑤ 何莎莎、王晓华、冯占春：《县级基本公共卫生服务项目质量监督与控制模式研究》，《中国卫生经济》2012年第1期。

⑥ 张文礼、侯蕊：《甘青宁地区基本医疗卫生服务均等化的实证分析》，《西北师大学报》（社会科学版）2013年第4期。

⑦ 李杰刚、李志勇等：《公共卫生服务区域差异及财政应对思路》，《经济研究参考》2012年第34期。

⑧ 吴洪涛、孙广宁等：《国家基本公共卫生服务项目执行情况综合评价》，《中国公共卫生》2014年第6期。

供给进行评估后提出，尽管公共卫生及其供给情况和地区的经济水平不存在非常紧密的正相关，但是两者间的确有一定的联系，省际之间供给差异比较显著，供给也显示出不平衡，而欠发达地区健康水平严重低于发达地区，因而我国未来公共卫生的发展应重点减弱地区间差异，欠发达地区则要在基础卫生保健及基本医疗方面着手。[①]

三　关于社区公共卫生服务绩效影响因素方面的研究

20 世纪 90 年代以后，绩效研究的学者们渐渐认识到，单一的绩效评价或者说仅为绩效而展开的绩效评价无法达到提高组织绩效的目的，因而随着公共卫生服务绩效研究成果的日益丰富，探讨社区公共卫生服务绩效影响因素的研究也逐渐得以深入，学界将公共卫生服务绩效研究的重心逐步由单纯的绩效评价研究转向了寻求影响绩效提升的因素方面的研究。

（一）国外社区公共卫生服务绩效影响因素相关研究

世界卫生组织（WHO）率先提出的卫生服务体系绩效分析框架，除了有助于各个国家测量卫生服务的绩效外，更重要是：各个国家卫生的政策制定者必须要了解，卫生服务系统的主要功能是管理、筹资、供给和资源配置（任蒋，2001）[②]，从而为其选择适合的绩效评价指标和方法，理解并找出绩效的影响因素提供了很好的指导。以此为理论基础和分析框架，世界各国关于公共卫生服务绩效影响因素的研究不断深入，其中最具影响力的研究是世界银行与哈佛大学专家的专著 *Getting Health Reform Right*，专著中提出：公共卫生服务绩效的诊断可以从组织、筹资、支付方式、管制和行为五个方面考虑，组织主要涉及服务提供方的组织功能、结构、组织间联系及其信息系统建设等，筹资是服务实施方可以获取的资源，支付是服务提供方以什么形式提供资源，管制是服务提供方对实施方的行为监督约束，行为是实施服务后个体行为发生的变化[③]，对此，学术界涌现出了很多的研究，可总结为以下几方面：

1. 组织方面的研究

代表性的研究有：Douglas Scuthcfield，AnnV. Kelley，Miehelyn W.

---

①　徐琴：《我国省际公共卫生与基本医疗服务供给状况评估》，《财经理论研究》2013 年第 3 期。

②　任蒋：《卫生系统绩效评估及其思考——〈2000 年世界卫生报告〉的启示与思索》，《医学与哲学》2001 年第 4 期。

③　马进等：《我国卫生服务系统绩效分析》，《中国卫生经济》2003 年第 12 期。

等（2004）分析了当地公共卫生服务的绩效和公共卫生组织能力之间的关系，证明服务的融资、管理水平、服务机构间协调配合等都与公共卫生服务的绩效具有明显的相关性。[①] Halverson（2002）研究指出，纵然政府主导的公共卫生机构是公共卫生服务的主要构成部分，但是公共卫生服务的供给过程中肯定要与其他公共卫生组织相互联系、相互交流与协作，其供给能力与其他公共卫生组织的协作密不可分，并且通常由基层公共卫生服务机构为公众提供公共卫生服务。[②] Mays 等（2006）研究后发现公共卫生绩效与组织网络所覆盖的人口、财政及组织管理模式等因素显著性相关。[③] Van Wave 等（2010）提出，以社区为基础，将社区居民的健康结果和风险整合在一起形成多种信息的系统数据库，将有利于提高公共卫生服务绩效的组织管理。[④] Idolina Bernal Gonzuleza（2014）运用了拉丁美洲 83 个案例，建立理论模型，实证研究了组织氛围和公共卫生服务质量间的关系，认为组织的动机、领导、良好的工作环境和员工的满意度与公共卫生服务的能力有直接的关系，特别是组织管理者高效地将组织目标、任务传达给下属后，将会有助于服务质量这个非常灵敏的因子得到很好的提高。[⑤]

2. 筹资与支付方式方面的研究

公共卫生服务属于公共产品，具有公共性的属性特征，政府是公共卫生服务的筹资和管理主体在实践中已得以明确，因此筹资和支付方式主要关注的是资源及其如何分配资源的问题。公共卫生服务的资源是实现其绩效目标的物质保障，目前关于资源配置与支付方面的研究，学界主要关注于人力和财政资源方面。不同地区、不同人群在公共卫生资源

---

① F. Douglas Seutchfield EAK, AnnV. Kelley, Miehelyn W. Bhandari, IliePuiu Vasilescu, "Local Public Health Agency Capacity and Its Relationship to Public Health System Performance", *Journal of Public Health Management and Practice*, 2004, 10（3）: 204 – 215.

② Halverson P. K., "Embracing the strength of the public health system: why strong government public health agencies ate vitally necessary but insufficient", *J Public Health Manag Pract*, 2002, 8（1）: 98 – 100.

③ Mays G. P., McHugh M. C., Shim K., Perry etc, "Institutional and economic determinants of public health system perfonnance", *Am J Public Health*, 2006, 96（3）: 523 – 531.

④ Van Wave, Scutchfield FD, etc., "Recent advances in public health systems research in the United States", *Annu Rev Public Health*, 2010（31）: 283 – 295.

⑤ Idolina Bernal Gonzuleza, "The organizational climate and its relationship to the quality of public healthservices: Design of a theoretical model", *Estudios Gerenciales*, 2014（8）: 1 – 12.

配置可及性方面的差异极大制约着公共卫生绩效的改善（Beadle M. R. et al.，2011[1]；Sensenig A. L.，2007）。[2] Mays 等（2009）使用群组研究的方法，选取不同的样本研究公共卫生服务资金筹集情况，构建回归模型分析了公共卫生服务资金的筹集受组织制度、人口数量等不同的影响情况，结果显示，地区间的公共卫生服务筹资情况差别比较明显，差距最大达到了 13 倍之多，并指出地方公共卫生服务机构的支出水平与服务的支出表现为负向的关系，分权化的管理模式有助于公共卫生服务绩效的改善，因此 Mays 等呼吁，公共卫生服务的筹资模式需要转变，应更多地直接向社区公共卫生服务机构投资，而不是由公共卫生组织以经费划拨的形式向社区投资，这样可以有效地保证社区公共卫生服务活动的长期开展。[3] Gordon R. L.（1997）等学者研究认为，资金的投入及其人员素质对社区公共卫生服务的绩效影响非常明显。[4] Stekelenburg J. 等（2003）对赞比亚社区公共卫生服务人员绩效不高的实际状况展开调查研究，认为绩效低的主要原因是：服务者技能不佳、药品供应途径的非标准化。[5] Edward L. Baker（2005）研究了美国的公共卫生基础设施建设与公民健康间的关系，并根据 2003 年美国的两项医学评估报告的证据显示，由于工作人员能力及组织能力低下，尤其是公共卫生基础设施薄弱致使美国目前根本无法有效应对这些威胁，因此得出结论，美国未来必须要持续地加强公共卫生基础设施建设，以应对公民健康的威胁因素。[6] Saramunee K.（2012）分析英国社区公共卫生服务现状时提出，尽管英国利用社区的形式为居民提供了越来越多的公共卫生服务项目，但社区医院环境简陋、药品单一、服务宣传、社区医生的服务能力

---

① Beadle M. R.，Graham G. N.，"Collective action to end health disparities"，*Am J Public Health*，2011，12（101）：816－818.

② Sensenig A. L.，"Refining estimates of public health spending as measured in the National Health Expenditures Accounts: the U. S. experience"，*J Public Health Manag Pract*，2007，13（2）：103－114.

③ Mays G. P.，Smith S. A.，"Geographic variation in public health spending: correlates and consequences"，*Health Services Research*，2009（10）：1796－1817.

④ Gordon R. L. G. R.，Richars T. B.，"Determinants of US local health depart expenditures 1992 trough 1993"，*Am J Public Health*，1997，87（1）：91－99.

⑤ Stekelenburg J.，Kyanamina S. S.，Wolffers I.，"Poor performance of community health workers in kalabo District, Zambia"，*Health Policy*，2003，65（2）：109－118.

⑥ Edward L. Baker，"The public healh infrastructure and our nation's health"，*Annu. Rev. Public Health*，2005（26）：303－318.

和医疗保健制度都会阻碍或影响社区公共卫生服务的绩效。① Al‐Qu-
tob，Raeda，Nasir，Laeth S.（2008）从卫生服务设备供应商的角度研究
了影响约旦社区公共卫生服务中心有关生殖健康服务的问题，认为发展
中国家发展公共卫生服务的先决性关键条件是：增加目标对象的服务范
围、服务提供的可持续性，增加服务人员数量，强化人员素质，激励其
主动性，加强服务监督等管理职能，这些都是探索和调整公共卫生部门
改革必须要考虑的问题。② 除了资源配置外，许多国家都普遍意识到，
公共卫生服务的支付方式对公共卫生服务的绩效同样会产生很大的影
响，如英国、丹麦、荷兰等国家实施按人头付费的方式，以此提高服务
的产出，而美国、法国、加拿大等欧美国家实施按种类付费的方式，提
升了公共卫生服务的质量，推动了卫生机构改革和体系的健全（Gosden
T.，et al.，1999；③ Buehan J.，1993；④ Leidl R.，2003）。⑤

3. 管制方面的研究

对于这方面的研究，学界主要是从制度规范及强化公众参与的角
度，研究如何运用规章制度的约束性促进公共卫生服务的绩效得以改
善。如美国多个州通过开展公共卫生服务机构认证项目的形式，建立起
服务约束机制，督促公共卫生服务机构积极、广泛地参加到绩效改善的
管理活动中，并且通过强化公众共同参与、督促公共卫生服务机构的服
务，以达到提高公共卫生服务绩效的目的（Beitsch L. M.，et al.，
2006）。⑥ Anne Cockcroft，Neil Andersson 等（2007）研究了孟加拉国的
公共卫生服务改革情况，分别于 1999 年、2000 年和 2003 年选取了三

---

① Saramunee K. , "Research In Social & Administrative Pharmacy", *RSAP*, 2012, 10（19）:
311‐317.

② Al‐Qutob, Raeda; Nasir, Laeth S. , "Provider Perceptions of Reproductive Health Service
Quality in Jordanian Public Community Health Centers", *Health Care for Women International*, 2008,
29（5）: 539‐550.

③ Gosden T. , Pedersen L. , "How should we pay doctors? A systematic review of salary Pay-
ments and their effect on doctor behavior", *OJM*, 1999, 1（92）: 47‐55.

④ Buehan J. , "Thompason M. Pay and nursing performanee", *Health Manpower Management*,
1993, 19（2）: 29‐31.

⑤ Leidl R. , "Medical Progress and supplementary private health insurance", *The Geneva papers
of risk and insurance*, 2003, 28（2）: 222‐237.

⑥ Beitsch L. M. , Brooks R. G. , etc. , "Structure and fonctions of state public health agen-
cies", *Am J Public Health*, 2006, 96（1）: 167‐172.

个社区的居民参加调查，实地调查研究该国政府主导的公共卫生服务改革是否更加积极地迎合了民众的需求，研究结果表明，民众对政府增加社区公共卫生投资、聘请有资质的工作人员比较满意，研究指出，政府未来的改革应该加强人力资源、减少服务等待时间、改善设施、增加居民满意度等。①

4. 行为方面的研究

行为因素涉及参加公共卫生服务者的行为和利用者行为两个方面。服务者的行为规范和服务利用者的生活方式和行为方式，是社区公共卫生服务之健康教育功能的重要内容。服务者通过规范的服务行为促进服务利用者的健康生活和行为方式，可以极大地促进社区公共卫生服务的绩效水平。有关行为改变的研究，目前研究者大量地将其应用在与健康有关的行为干预性研究中，如 Humiston S. Q. 和 Albertin C. 等（2009）探讨了公共卫生服务提供者的行为，认为其行为很大程度上会影响到公共卫生服务的利用和健康改进的效果。② Peter A. Briss 等（2004）学者分析美国非联邦社区预防专题小组编制的《社区预防服务指南》时指出，该指南将改善公共健康而制定的相关公共健康计划和政策普及成了各个州开展公共卫生服务活动的各种标准，将一些常用的预防医学知识转化为应用指南，这将非常利于公共卫生服务质量和绩效水平的提升。③ Brown V. A. 等（2007）研究了慢性病如高血压、糖尿病、乳腺癌筛查等的恢复治疗效果认为，通过社区公共卫生服务改变服务利用者的行为，而不是对个体实施干预，可以有效地提升公共卫生服务利用者的合作性。④

（二）国内社区公共卫生服务绩效影响因素相关研究

国内有关公共卫生服务绩效理论方面的研究相对比较滞后，运用绩

---

① Anne Cockcroft, Neil Andersson et al. , "What did the public think of health services reform in Bangladesh? Three national community—based surveys 1999 – 2003", *Health Research Policy and Systems*, 2007, 5（1）: 1186 – 1478.

② Humiston S. Q. , Albertin C. , etc. , "Health care provider attitudes and practices regarding adolescent immunizations: a qualitative study", *Patient Educ Couns*, 2009, 75（1）: 121 – 127.

③ Peter A. Briss, Ross C. , Brownson, Jonathan E. , Fielding, Stephanie Zaza, "Developing and using the guide to community preventive scrvice: Lessons Learned About Evidence—Based Public Health", *Annu. Rev. Public Health*, 2004（25）: 281 – 302.

④ Brown V. A. , Bartholomew L. K. , et al. , "Management of chronic hypertension in older men: an exploration of patient goal – setting", *Patient Educ. Couns*, 2007, 69（1 – 3）: 93 – 99.

效评价的最终成果寻求影响绩效提升因素的相关研究也因此较为缺乏，现有的研究多是基于借鉴国外公共卫生服务绩效理论，较为笼统地阐述社区公共卫生服务绩效的影响因素，相关的研究成果主要归纳为：

1. 宏观角度的绩效影响因素研究

对于这方面的研究，研究者大多从政策分析视角予以论述。比如，杨芬、段纪俊（2002）研究了各个国家的公共卫生系统绩效，认为许多国家的公共卫生绩效有着不同程度的绩效差别，而造成这一差别的原因在于：各个国家的公共卫生系统职能未能有效履行，在监管管理、服务供给、资源分配和筹资方面均存在影响绩效的缺陷。① 宋梅（2012）从整体性视角入手对社区公共卫生服务进行分析，认为提高社区公共卫生服务绩效，必须有整体性观念，管理者充分认识到人、社区及公共卫生服务是一个有机的集成整体，要建立良好的部门协作关系、重视专业人才，社区居民才能得到更好的卫生保健服务。② 马进等（2003）视公共卫生服务为较复杂的体系，并借鉴世界卫生组织和世界银行的公共卫生服务绩效诊断的组织、筹资、支付、管制和行为五大因素，分析了我国现行公共卫生服务绩效的影响因素，认为多方参与、共同促进居民健康改善是其主要特征和目的，因此这个复杂体系的绩效受组织形式、参与各方间关系、筹资形式、支付手段、管制及个体的行为等几方面因素的影响。③

王延中（2004）提出，我国经济资源在向东部发达地区、向富裕地区集中的同时，卫生资源也表现出相同的态势，这使欠发达地区原本就落后、配置不平衡的卫生资源间的矛盾更为尖锐④，西部欠发达地区公共卫生问题突出根源在于：卫生体制改革导向偏差、公共卫生投资机制的缺陷设计、服务提供者行为不规范及其监督不力。⑤ 包国宪、颜璐璐（2010）以甘肃省为样本研究了卫生资源的配置情况，结果显示，

---

① 杨芬、段纪俊：《世界卫生系统绩效现状及其改进建议》，《国际医药卫生导报》2002年第12期。

② 宋梅：《论社区公共卫生服务管理的整体思维》，《西北大学学报》（哲学社会科学版）2012年第4期。

③ 马进等：《我国卫生服务系统绩效分析》，《中国卫生经济》2003年第12期。

④ 王延中：《中国公共卫生制度的问题及出路》，《中国卫生经济》2004年第11期。

⑤ 王延中：《中国西部地区公共卫生问题研究》，《经济研究参考》2004年第54期。

欠发达地区卫生资源配置表现出显著的地域性和差异化特征。[1] 陈会方、许虹（2014）探讨民族区域公共卫生服务均等化过程中的共性问题，认为在服务的供给数量和质量方面都比较欠缺，原因归结为政府作为元治理主体，在其治理过程中的制度安排漏洞、政府治理失灵及其经济发展不平衡等显著相关。[2] 蒲川（2010）以重庆为例，讨论了基本公共卫生服务均等化实施中的疑惑和困难，指出筹资机制不合理、专业的公共卫生机构与社区公共卫生服务机构缺乏良好的工作协调机制、公共卫生服务体系不健全、服务能力不足是影响我国基本公共卫生服务均等化推进的最强阻碍因素。[3] 宋敏、杨宝利等（2014）运用计量方法分析了影响我国基本公共卫生服务差距的原因，研究结果表明，造成东部、中部和西部三个区域服务水平差距性在地理上显现为空间集聚格局，而政府的转移支付、社会总抚养比例、空间效应及其城市化水平是影响区域间绩效的重要原因，但投入和需求因素影响并不明显。[4]

2. 筹资和支付方式方面的研究

此方面与社区公共卫生服务绩效之间的关系研究是国内学术界比较关注的领域之一，研究成果相对也比较丰硕。比如，在我国医疗改革取得显著成绩的同时，也引起了国外学者对中国医疗改革的极大兴趣，这方面的文献研究主要集中在公共卫生筹资方面，如何长江（2011）研究指出，2003 年 SARS 暴发前，中国政府公共卫生预算支持力度下降是中国公共卫生筹资改革的一个明显特征，公共卫生财政投入不足、职能缺位、可及性、公平性、人员工资水平低是导致公共卫生服务产品供给不足、效率低下的主要原因，且公共卫生预算拨款的形式导致前期经费匮乏，后期经费到位不及时的恶性循环，不足以运行公共卫生服务的各

---

① 包国宪、颜璐璐：《欠发达地区卫生资源配置公平性研究——以甘肃省为例》，《科学·经济·社会》2010 年第 2 期。

② 陈会方、许虹：《民族地区基本公共服务均等化问题特征与政府治理变迁——以广西公共卫生服务供给为例》，《学习与探索》2014 年第 7 期。

③ 蒲川：《促进基本公共卫生服务均等化的实施策略研究——以重庆市为例》，《软科学》2010 年第 5 期。

④ 宋敏、杨宝利等：《中国基本公共卫生服务水平区域差异的空间特征与影响因素分析》，《经济与管理评论》2014 年第 5 期。

项功能。[1] 罗荣等（2006）通过对省、市、县三个层级公共卫生服务机构的配置资源、经济效益和绩效进行对比分析，发现级别越高所对应的绩效越高，配置资源和经济效益也与级别有很大的关系[2]，这提示：其绩效的高低和人、财、物关系密切。贺买宏等（2013）研究了我国31个省市的卫生资源配置，指出各省市在地理分布、技术人员分布上高度不公平的资源配置，极大地弱化了公共卫生服务的绩效水平，提出未来的规划应重点布局卫生资源地理空间和人力资源。[3] 王薇（2012）从政府职能和作用机制分析了政府在其中的作用，发现政府补偿力度的大小对社区公共卫生服务的供给作用较为显著，且具有专业技术的社区公共卫生服务人员比重越大，促进居民健康改善的推动和影响作用也比较明显。[4] 于保荣等（2009）认为，我国卫生改革和发展中要对服务的支付予以格外关注。[5] 李齐云、刘小勇（2010）对不同省的面板数据分析结果显示，尽管国家的转移支付对缩小地区间公共卫生服务的投入差距作用不大，但是对减弱区域间服务产出上的差距具有一定的作用，财政分权的结果实质上强化了地区间公共卫生服务的差距。[6] 卢洪友、田丹（2013）从转移支付的角度比较了我国2003—2010年省际基本公共卫生服务的绩效，指出东部、中部和西部欠发达省份绩效水平落差比较大，但在财政投入总水平静止不变时，良好的转移支付确实强化了基本公共卫生服务的绩效产出。[7]

① 何长江：《政府公共卫生支出行为影响因素的实证分析》，《财经科学》2011年第4期。

② 罗荣、汤学军等：《省地县三级妇幼保健机构2004年度绩效状况分析》，《中国妇幼保健》2006年第10期。

③ 贺买宏、王林等：《我国卫生资源配置状况及公平性研究》，《中国卫生事业管理》2013年第3期。

④ 王薇：《城市社区公共卫生供给与财政综合补偿研究——基于成都市微观数据分析》，博士学位论文，西南财经大学，2012年，第1—3页。

⑤ 于保荣、刘兴柱：《公共卫生服务的支付方式理论及国际经验研究》，《中国卫生经济》2009年第9期。

⑥ 李齐云、刘小勇：《财政分权、转移支付与地区公共卫生服务均等化实证研究》，《山东大学学报》（哲学社会科学版）2010年第5期。

⑦ 卢洪友、田丹：《转移支付与省际基本公共卫生服务绩效——基于"投入—产出—受益"三维框架的实证研究》，《湖北经济学院学报》2013年第2期。

徐林山等（2005）[①]、吴菘涛（2014）[②] 研究了政府购买社区公共卫生服务的项目成本大小，发现通过成本测算后确定实际项目支付水平，卫生机构的职能履行会更好些。换句话说，成本测算是其影响因素之一，项目化管理的方式是优化社区公共卫生服务绩效比较好的途径。段孝建、樊立华等（2012）分析认为，社区公共卫生服务的项目在各机构开展不均衡是影响绩效的一个因素。[③] 而蓝相洁（2014）利用泰尔指数双维度法分析后指出，区域间的公共卫生服务不均等是造成财政支出矛盾的主要原因。[④] 乔慧、李正直等（2009）运用项目成本的方法，测度了银川社区卫生服务中心（站）的公共卫生服务项目的成本，结果显示，劳务消耗占据所有成本的比达 73.38%，遂认为，提高服务的效率是提升社区公共卫生服务绩效比较有效的路径。[⑤] 杨小林、崔丽（2013）通过分析云南 5 个社区卫生服务机构实施服务的情况，认为服务在各个机构开展的程度不同，主要原因是由于各个服务机构在基础服务设施、人员服务能力、资金补偿方面存在着差异，因此导致不同区域的服务机构在绩效表现上有所不同。[⑥] 徐林山（2005）研究了社区卫生服务与贫困人口医疗救助情况，认为对中部和西部欠发达地区而言，国家补偿应予以倾斜，以保证社区公共卫生服务的连续性和稳定性，同时地方政府应加强其基本设施，扩大服务的覆盖面。[⑦] 许敏兰、罗建兵（2010）从公共卫生经费和资源视角探讨了公共卫生服务的区域均等化情况，结果显示，公共卫生经费支出和资源配置表现为东部地区较高、西部地区较低的凹形状态，建议我国公共卫生均等化的实现，在短时期

---

①　徐林山、程晓明等：《四城市社区公共卫生服务项目成本测算》，《中国卫生经济》2005 年第 7 期。

②　吴菘涛：《社区公共卫生服务项目成本分析和流程化管理》，《中国全科医学》2014 年第 7 期。

③　段孝建、樊立华等：《城市基本公共卫生服务项目实施过程情况分析》，《中国公共卫生》2012 年第 2 期。

④　蓝相洁：《公共卫生服务差距、收敛性与动态控制研究》，《财贸研究》2014 年第 1 期。

⑤　乔慧、李正直等：《银川市社区卫生服务项目成本测算研究》，《宁夏医科大学学报》2009 年第 6 期。

⑥　杨小林、崔丽：《云南省 5 个社区卫生服务中心基本公共卫生服务项目》，《卫生软科学》2011 年第 3 期。

⑦　徐林山：《城市社区公共卫生服务与贫困人口医方救助研究》，博士学位论文，复旦大学，2005 年，第 4 页。

内要以转移支付制度为契机，发展需求导向的供给模式，而在长期则需要依靠不发达地区政府自身的财政势力。①

3. 组织、管制与行为方面等的研究

公共卫生服务在组织、管制、行为等方面的研究相对来说尚显不足，且研究也未深入进行，现有的研究成果多限于应用组织、管制和行为等手段达到改善社区公共卫生服务绩效的描述性分析上。比如，邓峰、高建民等（2014）从理论视角分析后提出，目前面对公共卫生资源配置不充分与公众对公共卫生服务需求较快的矛盾冲突下，在各政府机构间与卫生体系内部之间创建协同性的管理机制，将有助于整合现有资源、最优化卫生资源的产出绩效。② 邹雄、冯占春等（2012）调查了县级社区公共卫生服务实施过程中的多部门协作情况，研究发现卫生部门内部协作比较好，但其他部门（如财政、妇联等）协作状况不尽如人意。③ 青丽（2012）研究了政府购买社区公共卫生服务的主体，认为目前购买的主体是政府（购买方）、社区卫生服务机构（提供方）和居民（受益方），三者间角色冲突影响了公共卫生服务购买绩效，其中最主要的因素是政府职能部门权责不清、管理能力不足、社区公共卫生服务机构整体上未形成竞争局面以及居民知晓率与支持率较低。④ 吴群鸿等（1998）对哈尔滨调查表明，居民使用社区公共卫生服务的主要影响因素与个体对健康知识关注的态度与程度、自身不了解健康的状况有关。⑤ 2012 年，乔慧等对宁夏地区的社区卫生服务人员的满意情况进行了调查分析，指出工作人员满意度、管理者水平等将影响社区卫生服务

① 许敏兰、罗建兵：《我国公共卫生服务的区域均等化分析——基于公共卫生经费和公共卫生资源的视角》，《经济论坛》2010 年第 12 期。

② 邓峰、高建民、吕菊红：《公共卫生管理的新视角：协作性公共管理》，《中国卫生质量管理》2014 年第 10 期。

③ 邹雄、冯占春等：《县级多部门基本公共卫生服务项目合作现状调查》，《医学与社会》2012 年第 4 期。

④ 青丽：《政府购买社区公共卫生服务中的角色冲突》，硕士学位论文，中南大学，2012年，第 1 页。

⑤ 吴群鸿、马亚娜、赵亚双：《城市社区卫生服务需求及影响因素研究》，《中国卫生经济》1998 年第 10 期。

机构的绩效。① 吴明等（2006）②、孟庆跃（2010）③ 等研究指出，在工资水平比较低的情况下，采用适当的激励措施，诸如工作环境、职业平台、职业保护等手段，对改善基层服务人员的积极性具有非常明显的效果。

四　研究述评

社区公共卫生服务是医疗卫生体系的基础和最底层的保障，其有效供给关乎一国民众的健康改善状况，同时也直接关系一国经济发展和社会相对稳定。学术界对社区公共卫生服务、绩效及绩效影响因素展开了多项研究，取得了丰富的研究成果，对我国探索中的社区公共卫生服务更好的发展具有深刻的理论与实践价值。通过文献梳理，本书发现：

第一，关于社区公共卫生服务供给方面的相关研究。广为认同的看法是：公共卫生是以促进公众健康、减少健康风险和改善公共卫生环境为目的的一项公共事业，社区公共卫生服务直接承担着为公众提供公共卫生服务的任务，其实施绩效的好坏直接关系着人们的健康改善状况，且社区公共卫生服务是截至目前被公认的、最好的初级卫生服务模式，政府为公众提供基础健康保障的理念已经十分明确。而学者们多从财政学、卫生学等学科，从不同视角进行了相应研究，但在我国，其发展尚处于摸索时期，要想进一步提高绩效，最大限度地发挥社区公共卫生服务的网底功能，还需要不断总结国外和我国成功的理论与实践经验，与时俱进，不断地深入探讨研究。

第二，关于社区公共卫生服务绩效评价方面的研究。首先，国外此方面研究开始得比较早，20 世纪 90 年代前对公共卫生服务的结果比较关注，之后的研究逐渐对社区公共卫生服务绩效的效率、过程予以更多的关注，其理论基础与分析框架基本都是以那比第安（Donabedian）提出的比较成熟的"结构、过程、结果"三维分析框架为基础，由于这个分析框架在宏观层次展现出了公共卫生服务的体系，且操作性非常强，为社区公共卫生服务绩效的相关研究提供了坚实的理论支持，因此

① 乔慧、李正直、任彬彬等：《宁夏社区卫生服务机构卫生技术人员工作满意度调查》，《宁夏医科大学学报》2012 年第 9 期。

② 吴明等：《医疗服务提供者行为的经济激励方法及其作用分析》，《中国卫生资源》2006 年第 4 期。

③ 孟庆跃：《卫生人员行为与激励机制》，《中国卫生政策研究》2010 年第 3 期。

学界认可度很高，实践中也常将之应用于绩效指标设计与评价活动中。其次，国内在社区公共卫生服务绩效评价理论与实践方面的研究多借鉴国外的理论，以 Donabedian 为框架基础（王芳，2006），构建并运用单一的指标体系，对某个卫生机构，或是针对某一个项目展开评价，重复研究较多。最后，在上述研究成果中，对于社区公共卫生服务绩效的各个构成要素对绩效到底会有多大程度的贡献，已有文献中既明显缺乏对其进行系统、科学的整体性理论探索与分析，亦非常欠缺来源于数据支持的实证性研究。故综合运用并借鉴相关绩效理论，实证探讨社区公共卫生服务绩效构成要素对绩效的贡献程度尤为重要且必要。

第三，关于社区公共卫生服务绩效影响因素方面的研究。首先，世界银行与哈佛大学专家提出的公共卫生服务的绩效诊断五种因素（组织、筹资、支付方式、管制和行为）具有比较明显的指导性。其次，国外对此方面的研究比较深刻，形成了较丰富的研究成果。我国现有的研究中，从社会学、财政学和卫生管理学的角度进行了研究，但研究多在借鉴国外研究的基础上，集中于筹资和支付方式的因素分析方面，在组织、管制、行为等因素方面的研究尚显不足，研究也未深入系统地进行，现有不多的研究成果局限于应用组织、管制和行为等手段达到改善社区公共卫生服务绩效的描述性分析上，而各个影响因素对社区公共卫生服务的绩效会有怎样的关系效应，其影响的程度有多大，则少有文献涉及，尤其缺乏有力的实证数据分析与支持，基于影响因素对社区公共卫生服务绩效影响的现实依据及其从中得到的启示性研究也比较缺乏。但这方面的研究是社区公共卫生服务持续、健康发展必须回答的问题，也是提高欠发达地区社区公共卫生服务绩效效率、服务质量、减少政府投入的成本、增加社会公平性、提升公众满意度必须做的事情。因此，有必要对社区公共卫生服务绩效与其影响因素之间的关系效应从量化的角度做进一步探索，补充实证性的研究，为我国尤其是欠发达地区建立科学合理的、适应本区域的社区公共卫生服务的绩效改善路径提供理论与实证支撑。

第四，国内现有的研究文献中，关于欠发达地区社区公共卫生服务绩效与其影响因素方面的文献十分匮乏，现有的文献或集中在对欠发达地区公共卫生服务中的问题探讨，或从单一的视角分析省际之间的公共卫生服务的差距化问题。但是对于欠发达地区而言，社区公共卫生服务的特殊性体现在哪里？其绩效要素如何构成？可否运用公共卫生绩效诊断的五种因素分析欠发达地区社区公共卫生服务绩效与其影响因素之间的关系效应？其影响关系效应如何？影响欠发达地区的社区公共卫生服务绩效的因素在现实中的问题关键点主要体现在哪里？基于这些绩效关键问题，欠发达地区从中能得到哪些管理启示？很显然，展开此方面的研究，对于提升欠发达地区社区公共卫生服务的绩效而言具有更大的现实价值和意义。

　　综上，本书将基于学界已有研究，立足欠发达地区，从宏观向微观领域聚焦，实证测量并分析欠发达地区社区公共卫生服务绩效构成要素、绩效与影响因素之间的关系效应，通过实证研究，从量化的角度剖析欠发达地区社区公共卫生服务绩效构成要素之间、绩效与影响因素之间的关系效应，进而探寻欠发达地区社区公共卫生服务绩效存在的绩效问题关键点，以期为欠发达地区改善社区公共卫生服务绩效提供新的数据证据与现实依据，从而为欠发达地区得到更具针对性、更具操作性的管理启示提供证据性的支撑。

第二节　理论基础

一　公共产品供给与社区公共卫生服务理论

（一）理论概述

1. 公共产品供给理论

　　公共产品是由政府为代表的公共部门供给，以满足社会共同需要的商品、服务，其供给是与政府配置职能相关的最重要的领域。其理论是公共经济学的重要理论之一，在处理政府、市场、政府职能转变等方面发挥着重要的指导作用。

　　公共产品在效用上具有不可分割性，以非排他性和非竞争性为外在表现特征，在现实世界中则以"免费"为其典型特征。由于这两个特征的存在，公共产品的生产、供给及消费间存在着成本和效益不对称的特点，完全由竞争市场提供不可能达到公共产品供给的帕累托最优，也必然会产生"免费搭车（free riding）和免费搭车者（free – rider problem)"的现象，而如果全部由市场提供，势必是无效率的。因此，公共产品必须以政府干预的方式为公众供给。公共产品的供给最初由政府直接提供，后续则发展到由政府与市场双重供给及其政府、市场和自愿提供多元模式。早期的政府直接供给模式，由于我国计划经济色彩浓重，长期存在着政企不分、政事不分和垄断经营的现象，政府集管理、生产、监督和服务于一体，公共产品供给的价格、数量由计划而不是市场需求决定，导致公共产品供给效率低下、质量不高、公共资源浪费、政府负债严重、社会需求回应性差等诸多弊端。

20 世纪 60 年代后，新自由主义学派经济学家认为，市场与社会相比政府更了解公众需要什么，提供的公共产品也更具针对性，因而服务亦具更佳的效率意识，方式愈加创新化，并在理论、实践层面论证了私人提供公共产品具有一定的可行性。虽然由政府直接提供的方式可以保证供给的充分性和公平性，但以资源无法实现最优化配置为代价，市场反之。但政府和市场的合作供给模式，政府充当制度安排者，市场扮演生产者角色，政府与市场间以合同契约形式建立合作关系，则化解了资源配置优化和充分性及其公平分配间的冲突。因此，这种政府和市场的双方供给模式是比较合适的。

20 世纪 70 年代后，伟斯布洛德提出市场失灵论和政府失灵论，认为非营利性的组织实现了政府、市场双重提供公共产品最适宜的补充。"市场失灵论"认为，公共产品如果完全让政府提供势必存在着"免费搭车"现象，若完全市场化供给又会造成供给匮乏的现象。政府失灵论认为，人们对于政府提供的公共产品具有不同需求，而政府经常倾向于考虑中间状态的公众需求偏好，因而对公共产品具有特殊需求的公众往往得不到响应。而非营利组织对公众具有更强的响应性，可以更大程度地满足公众对公共产品异质性的需求，可以用更低的成本为公众提供多样的产品需求。但另一方面，非营利组织以非营利为目标的运营方式又存在着服务意识与服务专业水平不高，缺乏社会公信力的弊端，因此，公共产品供给理论认为，政府、市场、非营利性组织提供公共产品的多元化模式，可以有效地化解需求和供给间的矛盾，实现效率最优、兼顾公平的价值观，从而降低政府财政支出，提高公众满意度。但要引起注意的是，公共产品由政府提供，并不代表政府公共部门必须直接生产，要将公共提供和公共生产区别开来看。

2. 社区公共卫生服务理论

从 19 世纪初叶开始，以保护环境卫生为出发点的公共卫生观念开始出现，进入 20 世纪以后，经济的发展进一步丰富了公共卫生不同的内涵。1995 年，英国 John 教授最先将公共卫生看作规章与社会活动，而美国医学会则将其视为社会义务。社区公共卫生服务是政府向公众提供的一项公益性产品，隶属于公共产品的一种，是一项最基础但也是非常重要的公共卫生资源（徐林山、程晓明等，2005）。[①]

如前文所述，社区公共卫生服务的供给必须以政府干预的方式解决需求与供给的均衡问题。社区公共卫生服务是政府责任的体现，是政府实现公共经济活动并承担管理的重要举措，其具体内容与预防、减少和解决公共卫生风险具有内在统一性，以抵挡影响公共健康的风险。总体上，广义层面的社区公共卫生服务，以为社会公众提供公共卫生需求为起点和落脚点，所涵盖的内容包括传染性疾病、职业病、地方病及其危及公众健康的慢性病等，这些服务通常由政府提供资金、由各层级的卫生机构、卫生服务部门提供服务，结合预防性和治疗性等方式来改善并提高社会公众的健康水平，达到社区居民享有优良的生活环境、健康的生活和行为方式的目的。狭义层面的社区公共卫生服务，则与社区基础医疗服务联合构成社区卫生服务的两大领域（卫生部，2007）[②]，即以社区作为服务的区域，以社区居民为服务对象，在上一级公共卫生服务组织的技术指导与帮助下，由社区卫生服务机构作为主要服务方，由社区居民共同参与，以培养居民健康的生活习惯和行为、促成健康的生活环境、达到健康改善为终极目的，集预防、保健、康复、健康教育等便捷、经济、持续的一项基本公共卫生服务。很显然，狭义层面的社区公共卫生服务是政府向社会提供的纯公共产品，具有明显的外部性，对于以收益为回报的私人市场无法实现配置与效率最优化，因此必须由政府出资，并且以免费的方式供给。本书将从狭义的视角展开实证研究。

社区公共卫生服务作为国家公共卫生领域的一项长期性的政策安排

　　[①]　徐林山、程晓明等：《城市社区公共卫生服务项目分类研究》，《中华医院管理杂志》2005 年第 2 期。

　　[②]　卫生部卫生经济研究所：《社区卫生服务公共卫生服务项目界定、成本测算方法及补偿实施方案》，http://www.nhfpc.gov.cn。

和惠民工程，其性质、服务的种类要与各个地方的经济水平相适应，要体现出均等化理念，不同区域、不同群体都能够公平地享受，并且各个社区卫生服务机构要具备服务的资质和技能，因此其服务的项目种类往往有特定的界限与取舍。通常，国家或地方规定执行的社区公共卫生服务的项目种类主要依照成本、公平、效率性，并要与经济水平适应为基础原则。一般来说，项目种类可以划分为两种：一种是公共卫生服务项目，这类项目具有纯公共产品的特点，实施后往往受益人群比较广，社会影响力和外部性比较强，个人不愿以付费的方式使用，私人组织因难以回收成本不愿或难以提供，只能由政府以购买方式免费提供给居民使用。另一种是准公共卫生服务项目，这类项目一般介于纯公共和私人卫生项目间，由于受限于国家或地方政府经济实力，这类项目不能全部以免费形式提供，而是让服务接受者承担部分费用。除了以上两种划分外，还可以将社区公共卫生服务的种类划分为全国性的和地方性的，全国性的公共卫生服务项目是国家根据实际情况，针对当前居民存在的主要健康问题，要求各地方必须以完全免费的形式提供给居民使用的公共卫生产品，服务实施需要的经费全部由政府负责，全国性的公共卫生服务项目主要起到兜底的作用。地方性项目种类可以结合当地的经济和公共卫生问题，在全国性项目种类的基础上，适当拓宽服务的范围或者服务的标准。

（二）理论借鉴

公共产品供给理论明晰了政府、市场、非营利性组织三者在公共产品供给与生产间的关系，使得政府更加明确了基本职能，而对于公共产品种类的划分使得我国政府更加清晰地定位了自己的责任与履行方式。社区公共卫生服务是政府提供的一项具有公益性的产品或服务，因此公共产品供给理论构成了社区公共卫生服务相关问题研究的基础指导思想，这个指导思想贯穿于本书的始终，从模型建构、变量测量、实证检验结果分析与讨论到最终的管理启示，是社区公共卫生服务有关绩效构成要素、影响因素及其测量变量设计的理论根据。该理论认为，早期单一的公共产品导致供给效率低、质量不高、公众满意度差等诸多问题，解决途径是供给多元化模式，由政府、市场、非营利性组织共同配合来提高公共产品的供给效率，增强社会回应性。目前，我国社区公共卫生服务的供给以政府购买的方式实施，此模式正是由政府单一供给向社会多方参与的多元合作的混合供给模式的转变，这和公共产品供给的理念非常契合。换言之，公共产品供给构成了社区公共卫生服务的理论指引，社区公共卫生服务则构成了公共产品供给理论的实践，并且对于社区公共卫生服务的研究同样具有重要的理论指导作用，两者实际上形成了理论与实践互为辩证统一的关系。

二　政府绩效理论

20 世纪 70 年代，公共管理领域开始重视政府绩效，为了应对经济发展缓慢、管理及其财政危机、公众满意度下滑等诸多问题，西方国家发起了重塑政府（reinventing government）的变革运动，政府绩效史无前例地成为各国政府改革的核心内容，并且发挥了不可替代的重要作用。

（一）理论概述

绩效（Performance），从其本质意义上表现了组织或个体在践行职能或职责过程中、在某段时期、运用一定的方法达到一定结果的过程，包含着"履行"、"成就"、"业绩"、"成果"等的意思（蔡立辉，2012）。[①]

绩效的概念最先在项目管理上予以应用，之后拓展至人力资源、组织管理等的领域中得以应用（范柏乃，2005）。[②] 从一般意义上讲，绩效是某项工作最终取得的效果和效率，但现实中，绩效在不同的时期和不同类型的组织中往往被赋予不同的内涵。截至目前，被普遍公认的绩效概念并不存在，其一是由于公共组织缺少诸如"利润"之类的、易计量且普遍的评价标尺；其二是伴随着人们对理论和实践的不断深入探讨，对绩效的理解也在逐渐深入中。管理学大师彼得·F. 德鲁克（Peter F. Drucker）认为，任何组织都应该，也必须认真思考"绩效"是什么？曾经是非常直观简洁，如今已经不再如此，组织战略的制定迫切要对绩效赋予新的诠释，如果不能对绩效的含义做出恰当的定义，绩效评价也就不具有效性。《韦氏词典》（*Marriam - Webster's Dictionary*）从结果角度定义绩效，认为绩效是为了完成某个任务或达到的某个目标；

---

① 蔡立辉：《政府绩效评估》，中国人民大学出版社 2012 年版，第 6—7 页。
② 范柏乃：《政府绩效评估理论与实务》，人民出版社 2005 年版，第 1 页。

Otley（1999）指出，绩效就是工作的过程以及需要达成的结果。[①] 2000年，经合组织（OECD）认为绩效是得到资源及其如何使用资源的才能，是某机构或者组织以比较少的投入获得资源，然后以一种比较高的效率或效益的方式将其用于达成绩效目标的娴熟性。概括起来，目前绩效定义可以总结为四种：①绩效是一项有目的的行为活动；②绩效是工作能力和技能；③绩效是产出的结果、实现的情况和活动的贡献；④绩效是工作过程、产出和影响（范柏乃、段忠贤，2012）。[②] 除此之外，绩效是分层次的，根据被衡量行为主体的等级次序，绩效亦可区分为个人绩效、团体绩效、部门绩效、项目绩效、组织绩效等。

政府绩效（gobernment performance）也称"政府业绩"、"国家生产力"、"政府作为"等，内涵比较丰富，其边界已经拓展至经济、政治、社会等各个方面，国内外学者对此展开了广泛的研究，但截至现在，政府绩效的概念仍然缺乏被共同认可的定义，典型性的观点可以归纳为三种：①产出角度，将政府绩效视为政府在管理过程中取得的成绩。科尔尼（Kearney，1999）、伯曼（Borman，1993）指出，绩效是某个组织或机构对某公共项目予以管理以达成某结果（results）；方振邦等认为，政府履行公共责任的过程也同样是政府谋求公共产出最大化的过程，这即为政府绩效（方振邦等，2012）；[③] 彭国甫（2004）讨论产出效率和效果，认为政府绩效是政府完成工作的情况、成绩、效果或政绩，应该是行政效率和效能两个方面的总和，即政府绩效统领了行政效率及其效能；[④] 包国宪（2013）提出，产出即绩效。[⑤] ②政府管理能力角度，英戈拉姆（Patricia W. Ingr）将政府绩效视为：政府把投入转换为结果的管理才智和能力如何；陈振明（2006）认为，政府绩效表现了政府践行管理社会各项事务和活动后所能达到的结果、效益和效能。[⑥] ③综合性的观点，伯立特（Pollitt）、伯克特（Bouckaert）理解政府绩效是政

---

① 方振邦、葛蕾蕾：《政府绩效管理》，中国人民大学出版社2012年版，第1—6页。
② 范柏乃、段忠贤：《政府绩效评估》，中国人民大学出版社2012年版，第36页。
③ 方振邦、葛蕾蕾：《政府绩效管理》，中国人民大学出版社2012年版，第1—6页。
④ 彭国甫：《对政府绩效评估几个基本问题的反思》，《湘潭大学学报》（哲学社会科学版）2004年第3期。
⑤ 王学军、张弘：《政府绩效管理研究：范式重构、理论思考与实践回应》，《中国行政管理》2013年第3期。
⑥ 陈振明：《公共部门绩效管理的理论与实践》，《中国工商管理研究》2006年第12期。

府行为或项目的实施结果，是政府重塑形象，强化顾客导向、成本意识和结果导向；政府绩效既有产出又有过程绩效（方振邦，2012）。综上，对于政府绩效的概念可以理解为：政府绩效是政府为达到投入最小化、产出最大化的目标，在履行其公共责任，为社会公众供给公共产品和公共服务的过程中所表现出来的行为及效果。

政府绩效评价主要是对政府各项活动的花费、过程和活动的最终效果等方面进行的测量，从而衡量其行政活动实现政府的绩效目标的程度如何（蔡立辉，2007）。[①] 因此，政府绩效评价的具体实践活动是一个完整的过程，经常表现为投入、过程、产出和结果四个环节的融合，最终提升政府管理职能的效率，促进政府回应性增强，实现政府的多元性价值目标（Behn R. D. , 2003）。[②] 投入是政府活动所需要消耗的资源；过程包括政策措施的拟定、实行等，以政府活动细化的工作流程为具体表现；产出是政府资源投入后输出的产品、服务；结果主要与政府输出的产品、服务最终对社会产生的影响有关。通常，政府绩效管理借助投入、过程、产出和结果四个环节的工作实际综合反映出政府的整体绩效状况。这几个环节的评价方法目前以平衡计分法、标杆管理法和360度方法运用得比较多，数据分析常运用主成分法、回归分析、灰色关联等方法。

（二）理论借鉴

改善绩效是政府绩效管理的核心，公共服务的质量、公众满意度提升是其价值取向，运用各种管理手段和机制规范政府行为、提高工作效率，改善公民内心中政府的形象。在这其中，实际上包含了公共责任、顾客至上的价值理念，同时也是构建和谐社会的客观需求。实施政府绩效评估和管理活动可以促使政府行政效率得以增强，公共资源得以优化配置，公众的意志得以彰显，体现出了政府回应和达成价值期望的主观努力结果。社区公共卫生服务是政府彰显其公共责任、顾客至上价值理念的一种充分体现，政府绩效理论为社区公共卫生服务绩效构成要素、

---

① 蔡立辉：《政府绩效评估：现状与发展前景》，《中山大学学报》（社会科学版）2007年第5期。

② Behn R. D. , "Why measure performance? Different purposes require different measure", *Public administration review*, 2003（63）：586 – 606.

影响因素变量的构成提供了有力的理论依据,其评价方法也为本书选用结构方程模型(SEM)的方法提供了方法借鉴。

三 基于公共价值的政府绩效治理理论(PV – GPG)

(一)理论概述

2011 年 10 月,以美国波特兰州立大学为主办方的"第二届政府绩效管理和绩效领导国际学术研讨会"上,兰州大学包国宪教授首度提出了基于公共价值的政府治理理论(PV – GPG),继而与会的学者亦发表了相关研究,自此,政府绩效管理研究从新公共管理范式,转向基于公共价值的政府绩效治理理论(包国宪等,2012)。[①]

现代政府绩效是新公共管理运动后的产物,其极大地提升了政府公共部门的效率及其管理水平。然而,由于其固有的工具性特征及其唯效率论的价值追求,在带来高效率的同时,也经常在公共利益和公平的价值诉求方面有所偏离,从而导致政府公共责任的履行、公共事务的管理出现重结果而轻过程,重效率而轻公平等一系列问题。基于公共价值的政府绩效治理理论(PV – GPG)提出,造成问题的深层次原因就在于:缺乏体现公共行政价值的政府绩效管理理论的指导。[②] 因此,以包国宪教授为首的研究团队提出:应明确政府绩效管理内在的价值内涵、价值取向和结构,以更好地体现和回应公众的需要;在此基础上建构了"基于公共价值的政府绩效治理理论模型",形成了公共价值导向下的、政府绩效本质内涵的政府绩效管理学科体系,使得理论界和实践界更好地开展绩效管理活动建立在坚实的理论依据和基础之上。

基于公共价值的政府绩效治理理论(PV – GPG)主要包含五方面的内容:第一,政府绩效以基本公共价值为基准来鉴定效果有无达到要求,而不再仅仅以经济、效率和效益为基准来判断政府管理的公共过程是有绩效的。第二,政府绩效管理应该基于政府绩效的价值建构,这一方面是因为政府绩效只有体现了公共价值,政府的政策、行为和结果才具有合法性,也能正确地回答"政策决策、行为和结果是社会和公民

[①] 包国宪、王学军:《以公共价值为基础的政府绩效治理——源起、架构与研究问题》,《公共管理学报》2012 年第 4 期。

[②] 包国宪、文宏、王学军:《基于公共价值的政府绩效管理学科体系构建》,《中国行政管理》2012 年第 5 期。

需要的吗?"这个问题,唯有此,也才能获得社会和公众的支持;另一方面是因为,公共价值的表达,得借政府绩效的管理体系予以实现。第三,重视公共价值内在含义的社会发展,并要在政府绩效评价中及时予以表现。公共价值必须要伴随社会、政治、经济、文化和环境的变迁而有所变化,政府政策、行为和结果需要不断地更新其公共价值,并在评价体系中得到响应。第四,公共价值要借助强劲的组织基础、能应对复杂环境的科学管理体系的平台上得以实现。政府绩效管理虽然在科学性、理论规范性方面得以解决,但是适当的价值建构即能将政府绩效最大化。第五,充分发挥政治家和领导人的引导和协同组织作用。政治家和领导者是一种社会协调机制,通过在组织内和不同的利益相关者之间建立多方合作的机制,回应公共过程中的变化和模糊性,从而帮助利益相关者达到目的(包国宪、王学军,2012)。①

总结基于公共价值的政府绩效治理理论,其实质上包含了两个基本的命题:政府绩效是一种社会建构、产出即绩效。然而,由于政府绩效管理过程存在着多元性价值特点,即使是有不同的价值也同样存在潜在的矛盾和不一致的地方,因此如何均衡价值的不同所引发的矛盾冲突也成了政府绩效管理的一个关键性问题。因此,基于公共价值的政府绩效治理理论以平衡计分卡为模型的基础,提出了由适应性学习领导、内部管理流程、经济发展和顾客四个维度构建的政府绩效管理的价值平衡分析系统。适应性学习与领导包含两个价值的集合,即创新、风险意识、积极性、政府雇员的自我发展和领导力价值集与专业化和责任性、个体价值、正直性价值集;内部管理流程的维度主要由与政府组织内部有关的共同价值(如稳健、稳定、适应、可靠和及时)、新公共管理价值理念(如效率、效益、商业手段、经济、成本控制)、工作环境三个价值组成;经济发展维度主要是政府组织的社会贡献、政府机构与对外关系;顾客维度归纳为本级与上级政府间的关系、政府和公民的关系两个方面。通过对这四个维度的价值分析,厘清了政府绩效管理过程中的多

---

① 包国宪、王学军:《以公共价值为基础的政府绩效治理——源起、架构与研究问题》,《公共管理学报》2012年第4期。

元化价值所造成的冲突,从而实现了各维度间的价值平衡。①

(二) 理论借鉴

绩效评价的价值理念对政府绩效评价和管理的影响呈现出多层次性、多方位性的特点,在宏观面上,不同的价值理念直接影响着国家对政府绩效评价的决策制定,间接则影响着政府行政改革的方向和公共产品、公共服务的供给,而在微观面上,则会对政府部门的形象及政府工作人员的价值认同有所影响。换言之,政府绩效管理和评价首先应该将价值理念确定下来。然而,过去唯 GDP 为主的价值理念决定下的我国政府绩效管理与评价,不仅以政府偏好响应社会公众的需求,扭曲政府的绩效观和发展观,更是对政府行为合法性、公民信任和政府能力造成了严重的伤害。在此情境下,基于公共价值的政府绩效治理理论为政府绩效管理指明了方向,使得政府在管理社会公共事务、供给公共产品及其服务提供过程中,以产出最大化来迎合社会、公众的需求为基本的价值追求,在正确认识和解决价值冲突的基础上,引导政府绩效管理和评价走出为管理而管理,就评价而评价的怪圈。因此,该理论为社区公共卫生服务绩效构成要素对绩效的贡献、绩效与影响因素之间的关系效应及本书的假设研究检验提供了很好的现实解释依据,即政府在提供社区公共卫生服务时,应以更低的成本、更高的效率与质量、更广的覆盖率、更高的公众满足度使得更多的公众得到更加完善的公共卫生服务,达到改善公众健康的目的,从而更好地体现和回应公众的需求。这一基本价值理念是社区公共卫生服务绩效与其影响因素实证分析讨论的基本思想,并将体现在最终的管理启示之中。

---

① 包国宪、孙斐:《政府绩效管理价值的平衡研究》,《兰州大学学报》(社会科学版) 2012 年第 5 期。

第三章 概念模型构建与
研究假设提出

本章根据上述研究综述及有关基础理论，构建欠发达地区社区公共卫生服务绩效结构概念模型、绩效与影响因素关系概念模型，并对概念模型的构成指标进行阐述。社区公共卫生服务的绩效结构概念模型是构建绩效与影响因素关系概念模型的基础，在此基础上本章将对绩效与影响因素间的关系提出研究假设。

第一节 社区公共卫生服务绩效
结构方程概念模型

一 社区公共卫生服务绩效指标构成

在第二章的文献综述与理论阐述中，本书对社区公共卫生服务的相关理论基础和绩效构成指标进行了论述与分析，总结国内外有关社区公共卫生服务绩效的构成要素，主要观点如表 3 - 1 所示。

表 3 - 1　　　　社区公共卫生服务绩效构成要素研究基本情况

绩效构成要素	来　源	时间（年）
投入、效率、产出、质量、效果、公允、顾客满意	美国国家绩效评估委员会	20 世纪 70 年代
经济、效率、效益	英国效率小组	20 世纪 80 年代
结构、过程和结果	Donabedian	1998
公平性、效率性、有效性、选择	Rifat Atun 等	2003
任务、功能、投入、实践、产出、结果	B. Turncock 和 A. Handler	1997

续表

绩效构成要素	来　源	时间（年）
促进健康、反应能力、筹资保障	世卫组织（WHO）	2000
投入、产出、结果	澳大利亚国家卫生系统绩效委员会	2004
可及性、财务效率、资源使用、整体效率	Radfoul A.	2007
行政管理、服务内容；质量、效益、经济效益；服务质量、公众需求	鲍勇；刘圣来	1999 2004
支持（投入）、过程（运行）、结果	郭清；沈林、谢艳英；何莎莎，冯占春	2002 2012 2013
结构、过程、政府支持、基础设施、服务、管理、效果、效益	谭潇漪，樊立华等	2003 2014
发展方向、投入、利用、产出	梁鸿等	2004
政策扶持、投资、机构建设、过程、效果	王芳等	2006
可及性、服务态度、医疗技术、健康知晓情况、满意度、费用支出、健康水平	夏云，邹宇华；章朝霞，袁家麟；张文礼，侯蕊	2011 2012 2013

资料来源：笔者根据相关文献整理。

　　由表3−1文献综述的总结，结合我国社区公共卫生服务实践应用及欠发达地区的实际情况，本书从投入、运行、效果三个维度构建了欠发达地区社区公共卫生服务的绩效分析框架，主要是基于以下几个方面。

　　第一，理论上看，国外学者主要从投入、效率、效益、产出、顾客满意等要素衡量社区公共卫生服务的绩效，其理论基础与分析框架是以美国Donabedian"结构、过程、结果"三维框架为主，其中，结构维度主要关注的是社区公共卫生服务的资源投入问题，常用于静态评价其绩效；过程维度主要关注社区公共卫生服务开展的工作，反映了服务的具体活动，是将结构这一投入转化为输出后的产出及活动，包括服务产出的数量、效率等，常用于动态评价其绩效；结果维度主要是社区公共卫生服务实施后，服务接受方的反应和结果如何，反映了对服务接受方的影响及其公众健康改善的状况如何（Donabeddian A.，1988；Liza C.，2000）。由于 Donabedian 的这个三维分析框架从宏观层次展现出了公共卫生服务的体系，可操作性非常强，可以对任何服务或项目进行绩效评价，是目前非常成熟、世界各国普遍应用于卫生绩效评价的主要理论基础与分析框架，因而实践中也常将之应用于绩效指标设计与评价活动中（Koch T.，1992；王芳，2006）。而国内学者也多从政府投入、效率、过程和结果等方面加以分析研究，这个分析框架与目前得到国外普遍认同和应用的 Donabedian "结构、过程、结果" 三维框架比较一致。国内多位学者曾对我国有关社区公共卫生服务研究成果的理论框架分析总结后也指出，近几年我国学者展开的研究主要都是以 Donabedian 的三维分析框架为基础建立了指标评价体系（如江芹、胡善联，2004；王芳等，2006）。

第二，随着新公共管理运动的兴起，公平、责任与回应等价值理念也是众多学者关注的焦点之一，也理应是社区公共卫生的价值取向。但对于社区公共卫生服务来说，公平、责任与回应是指政府是否公平地提供了公共卫生产品或卫生服务，公众对于公共卫生服务的需求是否得到了回应，公共卫生产品或服务是否更多、更全面地覆盖到了大部分人群，尤其是弱势群体。因此公平、责任与回应等维度实质已然贯穿在整个公共卫生服务的全过程中，社区公共卫生服务的投入、运行和效果的全部过程中无一不涉及政府对公共卫生服务的公平、责任与回应性。换句话说，公平、责任与回应等的价值理念已经完全被融入公共卫生服务的整个环节中，很好地回答了 "政策决策、行为和结果是社会和公民需要的吗？" 这一问题，是基于公共价值的政府绩效治理理论的一种现实应用（包国宪、王学军，2012）。因此，本书没有单独构建基于公平的绩效维度。

第三，在我国社区公共卫生服务的实践环节中，按照国家的规范性要求[①]，我国社区公共卫生服务的整个过程通常由投入、过程、产出和效果四个阶段组成。其中，投入是为了社区公共卫生服务的顺利开展所投入的物力、人力、政策等方面，过程是社区公共卫生机构履行职能的

①　国家卫生和计划生育委员会：《国家基本公共卫生服务规范》（2011 年版），http：//www. nhfpc. gov. cn/。

过程，产出是其输出的产品和服务，效果是指输出的产品或服务对社会公众产生的影响及健康改善情况，其中过程和产出阶段可以理解并合并为服务的运行阶段。换言之，实践中，我国社区公共卫生服务绩效的考核遵循着投入、运行和效果三阶段的思路。

第四，构建投入、运行、效果三个维度的社区公共卫生服务的绩效分析框架，更符合欠发达地区的经济发展和公共卫生状况。据国际多年的公共卫生服务的运行经验显示，加大中央财政对公共卫生服务的投入，有利于国家把卫生资源从经济富裕的地区转向贫穷的欠发达地区，而加大地方政府的公共卫生财政投入，又增进了地方政府对公共卫生事业的使命感和责任感，但实际操作中，欠发达地区窘迫的财政情况往往不能保证对公共卫生服务更多的投入（蒲川，2010）①，我国多年的社区公共卫生服务也正是延续这样的发展路径。但这样的路径导致的结果是发达地区财政实力雄厚，拿出更多的资源等充实到社区公共卫生服务领域中并不是难事，因此发达地区在考核社区公共卫生服务绩效时，较欠发达地区而言，对服务运行过程中的效率、质量及其最终的效果等内涵式发展更为关注。而欠发达地区地方政府长期面对着经济发展落后的局面，唯以 GDP 为主的经济发展观比较盛行，因而欠发达地区的地方政府对于公共卫生事业没有能力，也没有过多的热情对其加大投入。尽管国家自 2007 年开始大幅倾向欠发达地区的公共卫生投入，欠发达地区社区公共卫生服务经费的 80% 都来源于中央对地方的转移支付，这在某种程度上提升了欠发达地区社区公共卫生服务绩效的水平。但是，欠发达地区一般都具有地广人稀的地域特征，加之原有的卫生基础装备较落后，因而欠发达地区在开展社区公共卫生服务的初始就面临着区域不平衡、交通不便、卫生资源配置低、公共卫生人员欠缺、基层公共卫生机构设置不全、资源利用效率低、管理能力有限等实际状况，而欠发达地区又恰恰是地方病、慢性病、传染性疾病等高发的地区，公共卫生问题不容乐观。因此，随着社区公共卫生服务的推进，欠发达地区在实施社区公共卫生服务的过程常常面临着"僧多粥薄"甚至"无米成炊"的困境。在这种情况下，欠发达地区对于社区公共卫生服务的绩效进行

---

① 蒲川：《促进基本公共卫生服务均等化的实施策略研究——以重庆市为例》，《软科学》2010 年第 5 期。

考核的过程中，较发达地区而言，不仅重视服务运行过程中的效率、质量和最终的效果等内涵式发展，而且对投入这种外延式发展所产生的绩效亦更加关注。

卓越（2007）认为，投入、过程、效果维度是建立在一个非常清晰的模式之上，已经成为政府绩效评价的最佳出发点。[①] 蔡立辉（2007）则提出，政府绩效评价主要是对政府各项活动的花费、过程和活动的最终效果等方面进行的测量，从而衡量其行政活动达到政府绩效目标的程度如何。[②] 从管理学的角度讲，任何活动、服务或项目，其理想的效果必然要有足够且合理的投入，并以运行过程中的效率、质量等恰当地表现出来，即投入和运行要素是好的效果产生的重要基础。陈振明等（2011）指出，基本公共服务不仅要注重财政经费的分配和转移，而且要对服务的质量、输送、效率及其最终是否可以获得予以更多的重视。[③] 因此，本书综合上述各原因，建立了投入、运行、效果的社区公共卫生服务绩效分析框架，不仅是分析欠发达地区社区公共卫生服务绩效较为现实的选择，同时也使得本书后续的分析更具有实用性和可操作性。

综上，本书将欠发达地区社区公共卫生服务绩效的构成要素概括为投入、运行和效果，由此构建欠发达地区社区公共卫生服务绩效结构概念模型，如图 3 – 1 所示。

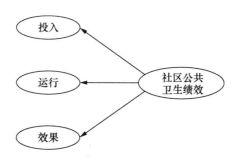

图 3 – 1　社区公共卫生服务绩效结构概念模型

---

① 卓越：《政府绩效管理概论》，清华大学出版社 2007 年版，第 2—3 页。

② 蔡立辉：《政府绩效评估：现状与发展前景》，《中山大学学报》（社会科学版）2007 年第 5 期。

③ 陈振明、李德国：《基本公共服务的均等化与有效供给》，《中国行政管理》2011 年第 1 期。

二 社区公共卫生服务绩效构成要素阐释

对社区公共卫生服务绩效构成要素阐述是后续进行变量测量的基础，只有在变量测量的基础上才能对模型进一步检验。

（一）社区公共卫生服务投入

从经济学角度讲，投入是指在生产某产品或提供某种服务的过程中所消耗的原材料、燃料等物品或劳动力的总和。从公共管理学的视角来看，由于社区公共卫生服务属于公共产品，其整个服务的过程及最终的效果是一种社会效益的典型体现，如果全部由市场供给，势必是无效率的，无法实现有效供给。因此，政府为公众提供基础健康保障的理念已经十分明确，公共产品供给必须使用政府干预的方式为公众提供（Alford K.，2000[①]；Loss J.，2009[②]；韩子荣、刘突，2007[③]），政府理应也必须成为社区公共卫生服务开展的主体和支付的主体，故而，社区公共卫生服务的投入主要就是政府投入。从经济学角度而言，政府投入是政府为弥补市场失灵而进行的财政资金分配运动，属于政府的一种经济行为，反映了政府的职能活动范围及耗费。而从实质上讲，政府投入是以满足社会的共同需要而进行的社会资源配置性的活动。马国贤（2001）认为，从功能上可将政府投入区分成经济性服务、社会性服务及其一般性政府服务等，其中社会性服务是用来保障公众生产和生活的各项服务，如教育、环境、国防、卫生保健等，具体到社区公共卫生服务投入又区分社会责任性和成本性投入，社会责任性投入主要包括人员经费和场所、设施的建设与维护之类的公用经费等固定资产的投入，成本性投入主要包括用于保障公共卫生服务的各类业务活动经费。[④] 从狭义和广义层面讲，广义层面的政府投入是指政策、资金、物资、社会保障等方面的投入，狭义层面的政府投入仅是指政府在某项活动、服务或项目上的资金投入。就社区公共卫生服务而言，政府投入是指在对公共

---

① Alford K.，"ReformingVictoria's Primary health and community service sector: rural implications"，*Australian Health Review*，2000，23（3）：58 – 67.

② Loss J. Nagel，E.，"Problems and ethical challenges in Publlc health communication"，*Gesund heit ssehutz*，2009，52（5）：502 – 511.

③ 韩子荣、刘突：《社区公共卫生服务：实现卫生服务公平性的有效途径》，《浙江树人大学学报》2007 年第 2 期。

④ 马国贤：《中国公共支出与预算政策》，上海财经大学出版社 2001 年版，第 184 页。

卫生服务项目成本测算和效益分析的前提下，根据社会公众的健康状况、公众需求及其公共环境的状况，遵循一定的服务程序和规范，将资金投入到公共卫生服务的各项活动中，以保持社区公共卫生服务得以持续、有效地运行。本书所讨论的社区公共卫生服务投入，是从狭义的视角出发，在政府政策指引下，对社区公共卫生服务予以合理的财政投入，并通过有效的绩效管理等制度设计保证资金投入的高效率使用与产出，以改善公众的健康状况。

政府作为社区公共卫生服务投入的主体，不仅要保障服务实施的资金需要，同时政府作为规制部门，其投入并不是随意或无章可循的，而是建立在一定的程序和一系列的规范约束之上。政府不仅要加大投入，还要通过合约规范的形式，对投入资金的使用与成本进行管理与控制，使得资金的使用建立在考核的基础之上，达到政府投入目的与社区公共卫生服务的宗旨相一致。因此，对政府投入到社区公共卫生服务领域中的资金，需要有相应的制度、措施或法律法规对其资金的使用情况进行管理，规定使用的用途与范围（仇元峰，2007）。[1] 2004 年年底，世界卫生组织（WHO）执行组织会通过了"持续有效筹资，覆盖全体公民"的决议，使得全球卫生服务的筹资有了基本的政策指导。[2] 2005年，根据该决议的要求，拟定了西太平洋地区和东南亚卫生资金筹集战略，强调各个国家增加卫生服务特别是扩大公共卫生服务的投入力度，使健康网络可以囊括所有大众，增强国家政策干预能力，完善筹资制度，改进绩效评价等。[3] 这两次会议为各个国家尤其是贫困地区的公共卫生服务的政府投入制度改革提供了思路与行动框架，也为加强政府投入社区公共卫生服务的绩效相关研究提供了宏观政策背景。2009 年，我国的卫生体制改革中更是明确：公共卫生要以政府主导和公益性为基本思想，要促进公平和公正，改善公众的健康；[4] 2013 年的意见中也明

---

① 仇元峰：《我国社区卫生服务系统建模与相关政策研究》，硕士学位论文，第二军医大学，2007 年，第 2 页。

② WHO，"Social health insurance"，*Reported by the Secretariat*，Document EB115，2004（8）：12.

③ WHO，"Regional strategy for health care financing covering the period of 2005 – 2010"，*WPRO & WHO*，SEARO，2005.

④ 国家食品药品监督管理局：《中共中央国务院关于深化医药卫生体制改革的意见》，http：//www. sda. gov. cn/WS01/CL0611/41193. html。

确要求：各级政府要将公共卫生服务所需的资金纳入地方财政预算，加强贫困地区的转移支付，强化资金监管，提高资金的使用效益。由此政府对社区公共卫生服务投入的主导作用进一步得以明确。

政府作为社区公共卫生服务的主导角色主要表现在三点：①规划者，即政府要从整体和长期上对社区公共卫生服务进行规划，建立设施、人员、功能完善的、覆盖全面的、合理的社区公共卫生服务网络，使得投入实现配置、运营最优化。②保障者，即以相应的政策法规，为社区公共卫生服务长期、平稳地发展保驾护航。③监管者，即运用相应的规章条例，全程监督社区公共卫生服务，保证政府的投入有效、合理地运用，从而确保其顺畅发展。

综上所述，社区公共卫生服务投入不仅体现在服务实施的财政投入数量上，同时也体现在政府通过绩效管理等制度设计，控制投入资金使用、支出等方面的合规和有效性上，从而使资金的使用效率得以提升。

自 1999 年 7 月和 2006 年相继发布了有关社区卫生服务发展指导意见后，我国社区公共卫生服务有了强有力的发展后盾，尤其 2006 年开始，国家用于公共卫生服务的总体投入大幅上升。2013 年卫生总费用占国内生产总值的 5.57%，相比 1999 年高出了 1.06%，人均卫生总费用也由 702 元上涨到了 2326.8 元，增长态势比较强劲。[①] 同时，中央财政也加大了对欠发达地区社区公共卫生服务发展的支持力度，从 2009 年到 2013 年补助资金总额达 800 多亿元，中央财政对欠发达地区补助的 80% 用于支持欠发达地区的公共卫生服务。[②] 由此，欠发达地区基层公共卫生服务投入的经费总量在不断上涨。但同时，我国社区公共卫生服务发展多年的实践也表明，基层公共卫生事业的发展责任是由中央政府层层落实至地方政府，即社区公共卫生服务所需要的费用依然由地方政府负责为主。这样的结果是，发达地区有较强的经济实力能担当起这个责任，而经济落后的欠发达地区绝大部分只能利用国家仅有的一点转移支付来发展社区公共卫生服务，但同时却不得不去面对公共卫生服务

---

① 根据 2013 年我国卫生和计划生育事业发展统计公报（2014 – 05 – 30）相关数据计算而得。

② 国家卫计委：《2014 年人均基本公共卫生服务经费补助标准再提高 5 元》，http://news. xinhuanet. com/。

起步比较晚、基础设施落后、公共卫生问题较发达地区形势严峻等一系列的问题。因而欠发达地区很多基层公共卫生服务机构趋利现象比较严重，不能、也不情愿在国家要求的免费公共卫生服务项目上花费过多的人、财、物，而是转向效益好一些的收费医疗服务上，导致基层公共卫生服务机构职能错位甚至偏废（卢洪友、田丹，2013；王延中，2004）。所以在此种情势下，欠发达地区地方政府一方面要尽力加大社区公共卫生服务的投入，但更为重要的，则是要运用行政手段，借助政策法规等绩效制度的设计，严加控制投入资金的使用和支出范围，使得有限的资金发挥出更高的使用效率，这也是提高欠发达地区社区公共卫生服务投入绩效的最佳路径。

（二）社区公共卫生服务运行

社区公共卫生服务的运行是指政府投入资源后，将输入转化为输出，从而为社区居民提供一定数量和质量的公共卫生服务。社区公共卫生服务运行是政府践行公共管理职能的一个重要环节，包括运行效率和运行质量两个方面的内容，其中运行效率是有效提升社区公共卫生服务绩效的载体，是社区公共卫生服务质量的重要方面（郭岩、陈育德，2006）。①

1. 社区公共卫生服务运行效率

效率本意是物理学上的含义，是输入能量与输出能量的比率。1906年，帕累托从经济学的角度对效率进行了界定：对某经济资源配置时，若没有任何其他可行性方案，能使这个经济中的每个人至少与他们最初的情况一样，且最少有一人的情况较最早时更加好，则这时的资源配置所表现的就是最佳的配置，即是效率最好的（龚晓允，2005）。② 目前关于效率的含义，国际上公认：运用一定的资源而达到系统生产结果的最大化就是效率，其内涵理解有三层：其一是指在运用的有限资源不被浪费的基础上，将投入的资源充分化利用，以最大化地增加产出数量，此时的效率被称为技术效率，其更强调用最少的投入获取结果的最大化产出；其二是指系统产出的成本最小化，即在生产成本一定的条件下，产出的结果最大化，或者产出结果一定时，其生产成本最小化，此时称

---

① 郭岩、陈育德：《卫生事业管理》，北京大学医学出版社 2006 年版，第 195—196 页。
② 龚晓允：《制度效率与经济效率比较分析》，《延安大学学报》2005 年第 27 期。

为生产效率，其更强调了成本和产出间的关系；其三是指最终的产出结果和数量是人们期望中最想得到的，即在有限资源的基础上，充分使用使其生产出社会福利或效用最大化的产品结果和数量，此时称为配置效率，其强调了生产资源以不同的组合投入后的产出情况（岳意定、何建军，2006）。[①]

公共服务领域运用效率的概念是在科学管理运动以后，从技术效率的角度应用到政府效率评价之中，若政府活动的效率小于100%时，就认为政府活动是缺乏效率的，或者说投入没有得到价值最大化的效果。公共服务效率在技术效率的角度上是指资源投入与其最终产出间的比例，用来衡量公共服务的结果和其所耗损的公共资源间的关系，其中投入是指公共服务供给过程中所需要的各种资源，包括人员、资金、物质及其服务的机构等可以获取的资源；产出是指最终供给的公共服务或者产品数量或内容等（娄峥嵘，2008）[②]，如基层公共卫生服务机构数量、公共卫生服务的内容等。将效率的概念应用至公共服务时，所关注的问题主要是公共服务机构是否在有限的投入资源限制内，达到了公共服务最终产出结果的最大化，或者是否在服务产出结果一定时达到了服务成本最小（低）化。如果公共服务机构在提供公共服务时，没有依据最低的成本实现公共服务的最佳产出或最优水平时，则表示公共服务机构的效率比较低。但是现实生产活动中，无论何种效率均不可能实现最优化生产，因此只能期望实现本活动相对的满意效率。

社区公共卫生服务的运行效率作为社区公共卫生服务是否获取良好绩效的重要考量指标，是指在各种适应的人力、财力、政策等资源投入的情况下，经过社区公共卫生服务机构相应的行为或活动后，可以为更多的居民提供更多的公共卫生服务，反映了社区公共卫生服务的产出与耗费的公共资源投入、产出间的关系。产出是社区公共卫生服务运行的直接结果，主要用来衡量政府公共卫生投入所产生的服务量如何，其衡量的指标比如人均拥有公共卫生机构数量、人均接受公共卫生服务的次数等。运行效率主要关注投入与产出之间的关系，与资金使用的过程关

---

① 岳意定、何建军：《社区卫生服务效率研究》，《求索》2006年第6期。
② 娄峥嵘：《我国公共服务财政支出效率研究》，硕士学位论文，中国矿业大学，2008年，第102、117页。

系并不大，因此它也同时反映了社区公共卫生服务产出的绩效。当社区公共卫生服务的运行效率越高时，其绩效相应也就越高。如同任何服务或活动的效率不可能达到最优一样，社区公共服务的效率也只能追求相对满意的效率。

2. 社区公共卫生服务运行的质量

质量在国际上，如同效率一样，都是衡量公共服务绩效的基本标准，一般是指对一项服务或者活动取得成果的优劣、进度的完成情况、措施的正确与否等方面做出衡量的过程。质量作为判断公共服务或者活动成果优劣的重要指标，其评价经常融合在整个公共服务或活动的全部过程中进行。

贝特米（Beltrami）提出，质量应用在公共部门领域中，其概念内涵经历了三个不同的阶段，每个阶段对质量的内涵都赋予不同的意义：第一个阶段是标准和程序意义上的服务质量内涵，表示公共服务的供给要以更规范、更一致、更准确的形式提供给公众，这个阶段的质量内涵和早期的工业技术范畴中的服务质量内涵等同；第二个阶段是效果意义上的服务质量内涵，此阶段性的服务质量在包含前一阶段内涵的基础上，将服务的质量和服务目的联系在一起；第三个阶段是基于顾客满意度意义上的服务质量内涵，此阶段的服务质量强调公共部门要将公众视为顾客，了解公众需要什么，在制定公共服务标准的基础上，给予其对服务质量进行选择的权利，使得公共服务满足公众的期望和需求，由于这个意义上的服务质量在实际测量时，公共部门并不能很清晰地掌握公众是怎样对公共服务质量进行判断的，因此公共服务的质量测量相比其他商品来说困难较大些（朱国玮、刘晓川，2010）。①

对于社区公共卫生服务质量，实践中衡量时都依据国家的规范性服务要求②，因此本书亦遵循此思路，将社区公共卫生服务的运行质量界定为，由基层卫生服务机构运用一定的卫生资源，为居民提供公共卫生服务的各项功能时，所实现的程度、能力等的总和，主要包括社区公共卫生服务机构需要在规定的时间、依照要求的内容、流程、技术规范等

---

① 朱国玮、刘晓川：《公共部门服务质量评价研究》，《中国行政管理》2010 年第 4 期。

② 国家卫生和计划生育委员会：《国家基本公共卫生服务规范》（2011 年版），http：// www. nhfpc. gov. cn/。

提供公共卫生服务项目。由此可以看出，社区公共卫生服务运行质量的内涵实质上采用了服务质量第一个阶段的内涵。社区公共卫生服务运行质量与居民的健康改善息息相关，实施社区公共卫生服务的质量管理，提供高质量的公共卫生服务，不仅是社区公共卫生服务绩效提升的关键点，也是社区卫生服务机构的一项重要责任。

综上所述，社区公共卫生服务运行是其绩效提升的一个重要环节，缺乏一定数量、质量、标准、规范等的服务产出，最终不可能获得一个比较好的或期望中的绩效结果。因此，社区公共卫生服务的运行就是在一定资源投入的基础上，增加社区公共卫生服务在数量和质量上的产出，实现服务效率和服务质量的提升。

对于欠发达地区而言，自 2006 年中央财政加大对欠发达地区基层公共卫生服务的投入强度，并通过一定措施对其质量进行控制后，欠发达地区社区公共卫生服务运行产出有明显的上升。如 2012 年，社区卫生服务中心（站）总计 5951 个，比 2006 年增加了近 2600 多个，平均每万人均拥有社区卫生服务的机构数量由 0.21 上升至 0.37，每万人均接受社区家庭卫生服务次数则由 14.46 上升至 135.53，增加了近 10 倍。① 除了产出数量明显增加，近几年国家各地方政府也通过出台服务规范、条例等并通过汇报、现场考察、查阅材料等多种途径加强对社区公共卫生服务质量的要求，取得了明显的成效。比如，2013 年，西部 G 省所有市的城乡居民健康档案规范率均大于 50%，规范管理率逐年提高，高于国家要求，慢性病健康规范管理的任务也基本按照绩效考核的要求完成。而样本地区健康档案规范建档率达到了 72%，服务平均规范管理率达到了 88.35%，慢性病规范管理率也有所上升。② 这些表明，中央政府对欠发达地区社区公共卫生服务倾斜的效应正逐渐显露，由于投入力度明显加大，并且投入比较有效地转化为服务的产出，使得服务的产出水平和质量均得到了提升。

（三）社区公共卫生服务的效果

卓越（2007）指出效果是活动或服务的产出对最终目标做出的贡献程度，是 3E 绩效结构其中之一，西方学界曾经将其看作绩效的"新

---

① 根据中国卫生统计年鉴（2007，2013）整理。
② 数据来源于宁夏卫生与计划生育管理委员会基础卫生处（2014 – 11 – 11）。

正统学说"。① 效率的指标通常被应用在可计量的公共产品或者服务度量中，但实际中公共产品或者服务通常很难从性质上下定义，也更难以对其计量，因此效果经常成为度量公共产品或者服务的一个重要指标。周志忍（2011）指出，政府获得高的绩效其实质就是以尽可能少的投入而博取最大化的效果。② 包国宪等（2011）则指出，在这个过程中，公众是服务最终使用者，是非常重要的利益相关者，公众需求为公共服务供给指引着基本的方向，而公众对服务是否满意是评定公共服务的关键标志。③ 因此，效果主要关注某项公共服务供给后"情况是否得以改善"，即提供该项公共服务后与最初设计目标的相符程度如何，抑或是对服务对象的状态或者行为的影响程度怎样，包括产出结果的社会效应、公众满意度等。效果有两种不同的划分：一种是对当前状况的改变程度，如传染病控制情况、慢性病控制等，另一种是行为改变的幅度如何，如居民健康改善状况、健康知晓度等。因此完整地讲，将效果用来度量公共服务，就是指某项公共服务或活动的产出是否迎合了公众的需求，其服务的产出对最终目标实现做出的贡献程度（陈振明、李德国，2011）。④

世界卫生组织指出，卫生服务体系绩效评价是对卫生系统的结果和效率进行评估的过程，是促进公众健康得到良好改善、增强反应性、保障筹资为主要目标，并提出促进公众的健康得到改善是卫生服务体系最重要的一个目标。其中，健康状况改善良好的目标包含两层含意，即高质量和个体间差别最小化，高质量是指卫生服务系统对公众正当的卫生需求给出适宜的反应，差别最小化即表示每个公众公平地获取卫生服务；反应性内含了对服务对象的尊重及其以服务对象为核心两层含义，对服务对象的尊重是指服务对象在接受卫生服务时能够得到服务人员的尊重、服务人员能够对服务对象的隐私予以保护及其与服务人员有良好

---

① 卓越：《政府绩效管理概论》，清华大学出版社 2007 年版，第 2—3 页。

② 周志忍：《我国政府绩效评估需要思考的几个问题》，《行政管理改革》2011 年第 4 期。

③ 包国宪、王学军：《公共服务供给的服务学视角解读》，《西北大学学报》（哲学社会科学版）2011 年第 3 期。

④ 陈振明、李德国：《基本公共服务的均等化与有效供给》，《中国行政管理》2011 年第 1 期。

的沟通等，以服务对象为核心是指，服务对象能够及时地得到他预期中的卫生服务，这层含义是反应性的主要内容（任蒋，2001）。[①] 社区公共卫生服务作为卫生服务体系的一部分，是通过培养人们健康的生活行为和方式、优化居住环境，改善居民的卫生服务设施和条件，实现防御疾病、增进健康、提高社会效益的目的。

综上所述，社区公共卫生服务的效果是指，社区公共卫生服务投入并有效运行后，对社会公众健康状况和水平改善所产生的影响，表现形式上以多大程度上改善社区居民的健康状况、慢性病、传染病的控制是否有所改观、居民满意度高低为主要表现。居民满意度是指出于对健康或生命质量改善等的需求，居民对于社区公共卫生服务所寄予的期盼或者某种情感感受时做出的主观性的综合反应，通常包括对服务的态度、设施、质量、环境、时间等方面的综合性反应。

如前所述，欠发达地区自 2006 年中央财政加大公共卫生服务投入力度，并通过相应的服务规范制度对其质量进行控制后，不仅其运行的效率和质量有了明显的上升，而且社区公共卫生服务的效果也有了一定程度的增长。如 2012 年，欠发达地区法定传染病每十万人平均发病率由 2006 年的 346.15 人，下降为 2012 年的 308.29 人，预期寿命 2010 年上升为 72.62 岁，相比 1990 年上升了近 13 岁[②]，居民健康素养水平也由 2008 年的 5.23% 提高到了 2013 年的 6.93%，提高了 1.7 个百分点。[③] 由此看出，欠发达地区社区公共卫生服务取得了一定的效果。但同时，我们不得不面对的事实是，欠发达地区目前仍然是传染病、地方病高发的地区，与发达地区相比，欠发达地区公共卫生问题仍然比较严重，尽管从效果论社区公共卫生取得了一定的成绩，但是由于欠发达地区交通、环境、人们的保健意识等较发达地区仍有很大的差距，因此社区公共卫生服务的效果并不明显（蓝相洁，2014;[④] 徐琴，2013[⑤]），这

---

① 任蒋：《卫生系统绩效评估及其思考——〈2000 年世界卫生报告〉的启示与思索》，《医学与哲学》2001 年第 4 期。

② 数据来源：中国卫生统计年鉴（2007，2013）。

③ 根据 2013 年我国居民健康素养监测报告整理而来（2014 年 11 月）。

④ 蓝相洁：《公共卫生服务差距、收敛性与动态控制研究》，《财贸研究》2014 年第 1 期。

⑤ 徐琴：《我国省际公共卫生与基本医疗服务供给状况评估》，《财经理论研究》2013 年第 3 期。

对于欠发达地区社区公共卫生服务的绩效提升必然有很大的影响。

第二节　社区公共卫生服务绩效与影响因素关系概念模型

一　社区公共卫生服务绩效影响因素构成

上文有关文献综述和理论分析中，众多学者指出了公共卫生系统或社区公共卫生服务绩效影响的因素，归纳起来，主要的代表性观点如表3-2所示。

表3-2　　　　社区公共卫生服务绩效影响因素研究观点

绩效影响因素	来　源	时间（年）
支付方式；投入、职能缺位、可及性、公平性；融资、组织管理、部门合作；人员能力、组织能力；组织网络、管理模式	Gosden T., Pedersen；Buehan T. L. Liu & Mills；Douglas Scuthcfield；Grossman；Edward L Baker；May；Idolina Bernal Gonzuleza	2002 2004 2005 2006 2014
资金、人力资源；服务资质、环境、公平；主动性、服务监督	Gordon RL；Anne Cockcroft 等；Saramunee；Al - Qutob, Raeda	1997 2007 2008 2012
服务者技能、药品供应途径、政府支持	stekelenburgJ；Virgini C. Kennedy	2003
职能履行、管制、供给、资源分配、筹资；项目均衡性；组织形式、协作、筹资形式、支付方式、监管、个体行为；协作管理；成本测算	于保荣等；杨芬等；马进等；段孝建，樊立华；邓峰，高建民，吕菊红；徐林山；吴菘涛	1999 2002 2003 2005 2009 2012 2014

续表

绩效影响因素	来　源	时间（年）
财政投入；筹资规模、人员素质、费用；绩效约束；转移支付、空间效应、城市化水平	王薇；罗荣等；宋敏，杨宝利等	2006 2010 2012 2014
制度安排漏洞、政府治理失灵；管理者、协作、专业人才；职能权责、管理能力、竞争局面、居民知晓	宋梅；青丽；邹雄，冯占春；陈会方，许虹	2012 2014
个人态度、重视程度；资金补偿；设施建设、人员工资、体制、投资、行为	吴群鸿等；孟庆跃；吴明等；杨小林等；王延中；乔慧等	1998 2004 2005 2006 2009 2010 2013

资料来源：笔者根据相关文献整理。

从表 3-2 可以看出，理论界和实务界普遍认为影响公共卫生或社区公共卫生服务绩效的因素主要有：组织形式、协作、职能权责、管理者能力、筹资、人力资源、服务环境、设施建设、服务供给、财政投入、药品供应、成本测算、绩效约束、协作管理、支付方式、竞争局面、工资水平、主动性、劳务消耗、服务资质、制度制定、服务监督、个体态度、健康知识了解等。

世界卫生组织（WHO）有关卫生服务绩效分析评价框架中指出：各个国家卫生服务的政策制定者必须了解卫生服务的主要功能是管理、筹资、供给和资源配置，此报告对其服务功能的理解为探寻绩效影响因素提供了很好的指导。以此为理论基础和分析框架，世界银行与哈佛大学专家在其专著 *Getting Health Reform Right* 中提出，卫生服务的绩效水平诊断可以从组织、筹资、支付方式、管制和行为改变五个方面考虑。对表 3-2 中所提炼出来的影响因素研究观点进行归类，也基本上可以归并为这五个影响因素，因此本书后续也将围绕这五个要素的绩效诊断分析框架，对社区公共卫生服务绩效与其影响因素间的关系效应展开实证检验与分析探讨。但不可否认的是，将卫生服务的绩效诊断分析框架用于分析社区公共卫生服务绩效的影响因素，其中既有其一定的适用性，鉴于社区公共卫生服务自身的特点，也必然呈现出一定的特殊性。下面本书将会在阐述介绍此绩效诊断五要素框架的基础上，对社区公共卫生服务应用的适用性及其所表现出来的特殊性予以分析。

（一）卫生服务绩效诊断分析框架要义

卫生服务绩效诊断分析框架是由哈佛大学的专家在世界银行的支持下编著出版的 *Getting Health Reform Right* 专著中的一块比较重要的内容。书中提出：卫生服务绩效分析框架是卫生服务体系中，在架构、功能方面相对比较单独的几个范畴，这五个因素既和卫生服务绩效紧密相连，而且在卫生服务改革中也较易对之进行调整。专家提出，卫生服务绩效分析框架主要包括组织、筹资、支付方式、管制和行为改变五个方面，对卫生服务绩效的绩效诊断可以考虑从这五个因素出发，其中，组织因素涉及卫生服务提供方的组织类型和结构，筹资因素是服务实施方可以获取哪些资源，支付因素是服务提供方以什么样的形式服务为服务实施方提供资源，管制因素是卫生服务提供方对实施方的行为予以约束；行为改变因素是实施卫生服务后个体行为发生的变化（Halverson，2002）。继而，学者们运用这个分析框架对卫生服务绩效进行了研究，并对其研究中常包含的研究主题进行了总结：其中，组织因素主要研究组织结构与功能、组织间的互动情况及其组织内部管理领导能力等，组织因素运用得好坏直接影响着另四个因素发挥的；筹资因素主要研究卫生服务的资金出处、资源分配情况等；支付因素主要研究资源支付的方式及其适宜的支付水平等；管制因素主要研究通过许可或认证制度、卫生服务执业指南对卫生服务监督约束；行为改变因素主要研究卫生服务的各类参与个体的行为及其行为改变状况等（任蒋，2001；马进，2003）。

关于卫生服务绩效诊断分析框架的应用，专家们认为在具体应用其分析时应注意：第一，卫生服务绩效诊断分析框架需要界定在卫生系统范围内，超过这个范围的其他影响因素，不能用来诊断其绩效，如社会制度、教育程度等因素固然也对公众健康的改善有影响，但这些因素卫生系统无法对其实施控制；第二，五个诊断因素联合起来共同发挥作用，卫生服务的绩效才能得以持续提升；第三，其中一个诊断因素改变时，通常会影响到其他四个因素有所改变，因此，应注意因素间的相互作用；第四，政府组织运用诊断因素时可以有不同的角色担当，既要从宏观上掌控（掌舵），又要在微观上提供服务（舵手）；第五，卫生服务绩效诊断因素与卫生服务绩效间的重要联系，需要从理论和实证两个层面加以分析检验。本书在运用此分析框架时，也将遵循这几个方面的注意事项，并将绩效影响因素界定在卫生系统内部。

（二）社区公共卫生服务应用卫生服务绩效诊断框架分析

社区公共卫生服务是卫生服务体系中的一个子系统，因此在分析社区公共卫生服务的绩效影响因素时，通常延续卫生服务体系的思路与框架。但是，社区公共卫生服务在具体实施时毕竟有自己的特征，因此在探索其绩效影响因素时，也应该认识到应用此框架对其进行分析所呈现出来的特殊性。

1. 适用性

其一，体现在基本目标上。卫生服务的主要功能是管理、筹资、供给和资源配置，并以促进公众健康得到良好改善、增强反应性、保障筹资为主要目标，其中促进公众的健康得到改善是卫生服务最重要的一个目标（任蒋，2001）。关于社区公共卫生服务的目标，正如本书在前述对其绩效构成要素展开的阐述与分析，是通过培养人们健康的生活方式和行为、优化社区卫生环境，改善卫生条件，最终实现防御疾病、增进健康、提高社会效益的目的。由此可以看出，社区公共卫生服务作为卫生服务的重要子系统，与其有着基本一致的目标，因此可以借用卫生服务的绩效诊断分析思路与框架对社区公共卫生服务的绩效影响因素展开探索和分析。

其二，从理论上来说，卫生服务绩效诊断分析框架对社区公共卫生服务的绩效分析有比较强的指导，利于比较准确地找出社区公共卫生服务绩效问题的关键点。社区公共卫生服务以健康促进为最终目的，机构、个体及其可利用的资源都以达到此目的为己任。因而在其运行的整个环节中，相比专业医疗服务而言，参与到其中的主体更为复杂一些。比如，从服务提供角度来说，会涉及专业医疗、专业公共卫生、社区公共卫生服务机构等几个不同的主体，而从服务利用的角度来说，慢性病、传染病者、妇幼儿童等有健康改善需求的全体居民则都是其利用者，因此在社区公共卫生服务运行的整个过程中，影响其绩效提升的因素、作用机制等都比专业医疗服务更为复杂，也更难以控制。而卫生服务分析诊断框架的五个因素基本包含了社区公共卫生服务的全部过程和主要职能，因此对这五个因素展开分析，可比较全面地探寻、分析并定位影响社区公共卫生服务绩效的主要问题及表现，使得社区公共卫生服务的管理者可以系统、全面地审视运行过程中影响社区公共卫生服务绩效提升的因素，从而为合理、针对性的绩效评价及改善策略提供依据。

2. 特殊性

第一，组织因素。如上所述，社区公共卫生服务是一个相对比较复杂的系统，以健康促进为主要目的的组织机构、个体及其可利用的资源都隶属于此，因而在其运行的整个环节中，相比其他卫生服务组织而言，需要多个参与主体的职能分工和协调。如果专业公共卫生机构负责主要的社区公共卫生服务项目，服务的质量方面可能更有所保障，但由于专业公共卫生机构设置、地理分布等原因，居民在接受服务的可及性和公平性方面必然会有所减弱。而由基层卫生服务机构主要负责，又受限于人员专业、技术、设施等条件的限制，必然要牺牲一定的服务质量。因此将组织因素用于分析社区公共卫生服务绩效影响因素时，要充分予以考虑。

第二，筹资因素。关于社区公共卫生服务的性质方面，目前在理论界、实务界比较一致的认可是，其属于公共产品，具有公共性，且不以营利为目的，政府是其筹集的主体（Sugawara M., 2003;[①] 韩子荣等，2007[②]；孙欣欣等，2012[③]）。由此，政府成为社区公共卫生服务筹资责任的主体已然得以明确，随之，对资源的配置就成为社区公共卫生服务筹资因素的主要表现，通过对资源在不同区域、不同服务项目之间实现不同的配置，增强社区公共卫生服务的公平性。通常情况下，世界各国通用的做法是将资源倾向于经济不发达地区和弱势群体配置（王禄生，2012）。[④]

---

① Sugawara M, "Community mental health service, social work activity and clinical ethics", *Seish in Shinkei gaku Zasshi*, 2003, 105（12）: 1437 – 1443.
② 韩子荣、刘突:《社区公共卫生服务：实现卫生服务公平性的有效途径》,《浙江树人大学学报》2007 年第 2 期。
③ 孙欣欣、魏仁敏:《我国实施基本公共卫生服务项目的效果分析》,《齐鲁医学杂志》2012 年第 6 期。
④ 王禄生:《基层医疗卫生机构综合改革》,卫生部新型农村合作医疗研究中心,2012 年。

第三，支付因素。卫生服务支付方式的选择影响着机构和工作人员的行为和主动性，进而会影响到卫生服务的质量、效率和公平性，是各个国家实施卫生服务改革比较重要的一个核心问题（徐林山、程晓明等，2005）。① 社区公共卫生服务是政府以免费的形式向公众提供，按服务项目或按人头的方式支付经费是我国很多地方惯用的付费方式，相对其他卫生服务来说，这种支付方式具有服务对象和提供方式紧密相连的特点，使用哪种支付方式向服务提供者进行补偿，极大地影响着服务提供者的行为和服务的质量、数量、效率等。因此，近几年各个地方政府都根据本地区的实际情况对支付方式进行了创新改革，但总体思路都是结合服务的数量、质量等选择适宜的支付方式。

第四，管制因素。管制实质是国家运用法律、规则、制度等强制性的权力手段展开服务的监督约束活动，达到改变公众行为的目的（马进，2003）。相对其他卫生服务而言，社区中所有的居民都是社区公共卫生服务的使用者，并不仅局限于某个个体，因此监督参与的人员也比较多。而且监督约束活动不仅要监督服务者的行为规范等过程要求，也要对其准入资质、服务的结果发布等实施监督约束，因此其监督约束的手段也更趋于多种多样。

第五，行为改变因素。行为改变因素主要是以参与其中的个体行为改变来提升其绩效。社区公共卫生服务是以促进居民健康改善为目的，相比其他卫生服务而言，健康改善是一个较为漫长的过程，因此其目的的实现需要社区公共卫生服务的各个参与方的行为都发生改变，然后经历一个较长的时期和过程后，社区公共卫生服务的目的才能得以显现。而且这个过程中服务供给和利用者的行为带有一定的不确定性，因此只有服务供给者长期以规范的行为、持续的强化服务利用者的配合性，才能最终达到提升社区公共卫生服务的绩效。

综上分析所得，社区公共卫生服务领域虽然可以适用卫生服务的绩效诊断分析框架，但是也表现出一定的特殊性。对其特殊性，本书将在后续的研究假设阐述、变量测量及其模型修正中，结合欠发达地区的现实情况予以改进和调整。因此，根据上述的论述，本书认为，社区公共

---

① 徐林山、程晓明等：《四城市社区公共卫生服务项目成本测算》，《中国卫生经济》2005 年第 7 期。

卫生服务绩效影响因素分析可以沿用卫生服务的绩效诊断分析框架，从组织管理、资源配置、支付方式、监督约束与行为改变五个因素，分析探究社区公共服务绩效与影响因素间的关系效应。

二　社区公共卫生服务绩效与影响因素关系模型

根据前文对卫生服务绩效诊断分析框架要义的介绍，本书对其应用在社区公共卫生服务的适用性和特殊性进行了分析。对其特殊性，本书将在后续的研究假设阐述、变量测量及其模型修正中，结合欠发达地区实际予以改进和调整。据此，本书认为，社区公共卫生服务绩效影响因素可以从组织管理、资源配置、支付方式、监督约束与行为改变五个因素分析框架对其展开分析。且组织管理因素直接影响着资源配置、支付方式、监督约束和行为改变因素。并进一步认为，此社区公共卫生服务绩效影响因素分析框架是在欠发达地区的具体应用。由此本书构建出社区公共卫生服务绩效与影响因素关系概念模型（见图 3 – 2），本书后续将围绕此模型，对欠发达地区社区公共服务绩效与影响因素之间的关系效应展开实证检验与分析探讨，并找出这五个影响因素在实践中的绩效问题主要的表现，从而为欠发达地区社区公共卫生服务的绩效启示寻求数据支持和现实依据。

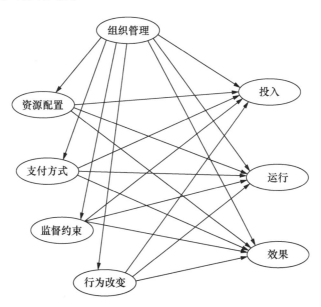

图 3 – 2　社区公共卫生服务绩效与影响因素关系概念模型

第三节　研究假设陈述

一　组织管理与社区公共卫生服务绩效

组织管理是社区公共卫生服务实现其目标并提升绩效的重要组织基础。美国学者路易斯·戈麦斯—梅西亚、戴维·鲍尔金等著的《管理学——人·绩效·变革》中指出，组织管理对绩效的影响主要体现在组织结构、权力结构设计和组织协调三方面（戈麦斯—梅西亚、鲍尔金等，2009）。[①] 社区公共卫生服务作为政府提供的一项公共产品，组织管理对其绩效的影响也可以从这三个方面分析。

首先，组织结构设计对其服务绩效有影响。组织结构是逐层进行控制的系统，组织内成员表现为命令或服从的关系，韦伯认为，这样的逐层控制结构能够驱使其成员举止行动向着集体方向靠近，从而最终实现组织的目标（李陈华，2005）。[②] 我国目前的公共卫生系统是在政府主导下，以职能部门的组成与分工两块内容构成，主要由各级卫生行政管理机构、疾控、妇幼、卫生监督及基层卫生机构几部分，各司其职，承担各区域内的公共卫生监测、预防及其控制。国家"六位一体"的公共卫生发展方向更加明晰了社区卫生机构预防为主、治疗为辅的功能，即作为国家公共卫生服务的基层组织，最重要的任务是向社区居民免费提供健康教育、传染病防控和宣传、免疫等非医疗性的公共卫生服务项目。但是，反思我国多年开展的历程发现，由于组织构成及职能缺失、部门权责不清、社区卫生服务网点布局不合理、覆盖不全面，使得社区卫生机构职能履行失衡，这是制约欠发达地区公共卫生服务绩效低下的重要且是根源性的影响因素（王延中，2004；[③] 张光鹏、于竞进等，

---

① ［美］戈麦斯—梅西亚、鲍尔金、卡迪著：《管理学——人·绩效·变革》，詹正茂主译，人民邮电出版社 2009 年版，第 216—241 页。
② 李陈华：《企业理论丛林中的新韦伯主义》，《外国经济与管理》2005 年第 5 期。
③ 王延中：《中国西部地区公共卫生问题研究》，《经济研究参考》2004 年第 54 期。

2005；① 卢洪友、田丹，2013②），因此，对于欠发达地区本就基础薄弱的社区公共卫生服务更是如履薄冰，不仅与快速增长的公共卫生服务需求和供给相矛盾，且根本不可能全面、有效地完成"六位一体"的职能任务（卢洪友、田丹，2013）。因此，欠发达地区的社区公共卫生服务体系从组织结构设计来看，就迫切需要拓展服务机构的覆盖范围，明确社区公共卫生服务的职能范围，使得更多的公众可以享受国家的这项公共服务。

其次，权力结构设计对社区公共卫生服务绩效有影响。权力结构设计是法约尔管理理论的基本原则之一，代表了组织内从高层延伸至低层管理者之间的权力结构，这种权力结构设计要求管理者将智慧、经验、洞察力和判断力灵活运用，达到有效管理下级的目的。Idolina Bernal Gonzuleza（2014）研究指出，组织氛围与公共卫生服务质量的关系密切，特别是当组织管理者了解员工个人的价值观、信念和目标，并能有效将其目标的实现和组织目标保持一致时，将有助于提高服务的质量。③ 公共卫生服务系统中权力结构有集权与分权两种管理模式，对此，May（2010）借助群组研究法建立了分化、重组与聚集的公共卫生系统组织分析思路，认为公共卫生服务权力结构并无完美的模式，不同的组织应该结合当地的政治、经济、文化和社会环境寻找适宜的权力结构设计。④ 而 May（2004）认为权力下放至地方政府（分权式）有利于公共卫生服务⑤，可以增强地方政府对公共卫生服务的责任感，这一点在我国多年的公共卫生服务的发展历程中也得以印证（蒲川，2010）。⑥

① 张光鹏、于竞进等：《中国疾病预防控制体系公共职能偏废的根源分析》，《卫生研究》2005 年第 2 期。

② 卢洪友、田丹：《转移支付与省际基本公共卫生服务绩效——基于"投入—产出—受益"三维框架的实证研究》，《湖北经济学院学报》2013 年第 2 期。

③ Idolina Bernal Gonzuleza，"The organizational climate and its relationship to the quality of public healthservices：Design of a theoretical model"，*Estudios Gerenciales*，2014（8）：1 – 12.

④ Mays G. P．，Scutchfield F. D. etc，"Understanding the organization of public health delivery systems：An empirical typology"，*Milbank Quarterly*，2010，88（1）：81 – 111.

⑤ Mays G. P．，McHugh M. C．，Shim K．，et al．，"Identifying dimensions of performance in local public health systems：results from the National Public Health Performance Standards Prograni"，*J Public Health Manag Pract*，2004，10（3）：193 – 203.

⑥ 蒲川：《促进基本公共卫生服务均等化的实施策略研究——以重庆市为例》，《软科学》2010 年第 5 期。

Aikin（2006）研究后指出，中央集权模式有助于公共卫生服务的筹资，并可以促成资源的协调配置。[①] 据我国社区公共卫生服务的多年发展历程显示，中央政府近几年不断增加对欠发达地区基层公共卫生事业发展的投入，对欠发达地区的经费补助达到了80%，因此中央的转移支付是欠发达地区社区公共卫生服务发展的主要资金源。但同时，由于受限于经济落后的窘迫，绝大部分欠发达地区只能利用国家仅有的一点转移支付来发展社区公共卫生服务，而且不得不去面对相比发达地区更多的公共卫生问题。在此情况下，本书认为，欠发达地区地方政府在运用组织管理中的权力结构设计时，公共卫生服务机构通过绩效考核的形式，将绩效考核与工作成果充分挂钩，从而充分提升管理者灵活运用其管理下属工作积极性的能力，使得在现有条件下，社区公共卫生服务相对更好地服务于居民，无疑这将非常有助于社区公共卫生服务绩效的改善（蒲川，2010）。

最后，组织协调机制对社区公共卫生服务绩效有影响。组织协调机制表现为社区公共卫生服务运行中各级组织机构间的关系与互动情况。目前我国社区公共卫生服务的提供主体是政府，但是整个服务的开展需要卫生、财政、人事、建设等部门间的密切支持与合作，如果其中一个部门出现障碍，就会影响到整个服务的顺畅、有效开展。因此，社区公共卫生服务的健康运行需要建立有效的组织协调机制，并依赖于各部门间明确的分工和密切的合作，同时需要在人、财、物等资源间进行合理的配置，除此之外，社区公共卫生服务机构内的管理人员和工作人员之间良好的配合，也会在很大程度上影响到服务的绩效（Douglas，2004；[②] Van Wave，2010；[③] 宋梅，2012）。[④] 由于欠发达地区专业公共

---

① Aikin J. , Hutchinson P. etc. , "The impacts of edcentralization on health care seeking behaviors in Uganda", *International Journal of Health Planning and Management*, 2006, 21 (3): 239 – 270.

② F. Douglas Seutchfield EAK, AnnV. Kelley, Miehelyn W. , "Bhandari, IliePuiu Vasilescu. Local Public Health Agency Capacity and Its Relationship to Public Health System Performance", *Journal of Public Health Management and Practice*, 2004, 10 (3): 204 – 215.

③ Van Wave , Scutchfield F. D. , etc. , "Recent advances in public health systems research in the United States", *Annu Rev Public Health*, 2010 (31): 283 – 295.

④ 宋梅：《论社区公共卫生服务管理的整体思维》，《西北大学学报》（哲学社会科学版）2012 年第 4 期。

卫生机构缺乏与社区公共卫生服务机构良好的工作协调机制，并且其公共卫生服务体系不健全、服务能力不足等都是影响欠发达地区基本公共卫生服务均等化推进的最大障碍，社区公共卫生服务的顺畅运行不仅仅是卫生部门的单方任务，而是整个政府乃至全社会的任务（蒲川，2010）。

综合上面的分析，本书对组织管理因素和欠发达地区社区公共卫生服务绩效的关系提出下述假设：

假设1：组织管理因素直接正向影响欠发达地区社区公共卫生服务绩效。

假设1-1：组织管理因素直接正向影响欠发达地区社区公共卫生服务投入。

假设1-2：组织管理因素直接正向影响欠发达地区社区公共卫生服务运行。

假设1-3：组织管理因素直接正向影响欠发达地区社区公共卫生服务效果。

二 资源配置与社区公共卫生服务绩效

卫生活动需要资金支持作为基础，从本质上讲，筹资就是为了卫生活动的开展而筹集需要的经费并实施配置的过程。卫生筹资区分为广义和狭义，狭义的只是指经费筹集，广义上除了经费筹集，还包含经费的分配和支付两部分，支付部分经常被作为单独的研究方向，因而卫生筹资实质上关注的重点是资金如何筹集和如何分配的问题（万泉、赵郁馨等，2004）。[1] 社区公共卫生服务具有公共产品的特征，回报周期往往比较长，私人或非营利组织没有充分的动机提供，主要依靠政府筹集资金达到实施的最终目的，而且资金分配也经常倾向于经济不发达地区和困难人群。关于这一点，国内外很多学者都认为，任何国家，无论它的性质如何，或者经济发展程度如何，政府都是公共卫生服务的筹资主体。有学者分别研究了英国和澳大利亚的社区公共卫生服务筹资情况，指出两国的社区公共卫生服务80%以上的经费来源于中央的财政、联邦和州政府，即便是经济发达的美国，政府对公共卫生服务的主导作用

---

① 万泉、赵郁馨等：《卫生筹资累进分析方法研究》，《中国卫生经济》2004年第7期。

也逐渐加强,经费的 95% 都来自政府财政预算(朱文杰,2011)。[①] 王禄生(2012)研究后指出,社区公共卫生服务运行的设施、人员、技术配备等都应由政府全额负担,贫困地区则需要中央、地方政府加大转移支付来实现。[②] 我国多年的社区公共卫生服务的发展实践显示,国家近几年不断加大对欠发达地区转移支付的力度,中央对地方转移支付的 90% 左右用于中西部地区,从 2009 年基本公共卫生经费 15 元/人的标准增加到 2014 年的 35 元/人,中央财政对欠发达地区的补助达到了 80%,以极力支持欠发达地区公共卫生服务的开展。[③] 因此,鉴于政府作为社区公共卫生服务的筹资主体已经非常明确,本书遂将研究视角聚焦于卫生资源配置方面。社区公共卫生服务资源配置是将各种投入要素以适当方式分配给各基层卫生服务机构,使得卫生资源得到充分、有效利用,并以卫生资源配置可及性、提高配置的效率两种主要方式来提升社区公共卫生服务的绩效(Halverson,2002;任蒋,2001;马进,2003)。因此,资源配置对社区公共卫生服务绩效的影响从资源配置可及性、配置效率两方面来分析。

第一,资源配置可及性对社区公共卫生服务绩效有影响。资源配置可及性是指社区公共卫生服务配置的资源是否适应并满足了公众对于公共卫生服务的需要,可及性是影响社区公共卫生服务绩效改善的重要前提。改善资源配置的可及性,可以增强居民利用社区公共卫生服务的效率,增加居民满意度,并最终促进居民的健康得到改善,达到提升社区公共卫生服务绩效的目的。关于这一点,许多学者的研究都予以证明:卫生资源在地区、人群间的配置差距增大,将极大地制约着公共卫生服务绩效的改善,尤其是经济落后和贫困地区人群的公共卫生资源可及性

---

① 朱文杰:《美国社区医疗和公共卫生服务带来的启示》,《卫生时事》2011 年第 12 期。
② 王禄生:《基层医疗卫生机构综合改革》,卫生部新型农村合作医疗研究中心,2012年。
③ 《中国财经报》2013 年 2 月 17 日报道,中央财政继续增加对西部的卫生投入,支持基层医疗机构改革。在完善分配办法的同时,中央将 90% 的转移支付投入中西部。如规定,自 2009 年 10 月 1 日起,年安排专项资金 16 亿元,用于支持地方绩效工资政策改革,而 2011年,中央对中西部转移支付平均达 1000 亿元以上,个别地方甚至达到了 2000 亿元。基本公共卫生服务项目所需资金由政府全额支付,2009—2013 年,累计安排补助资金 800 多亿元,2009 年人均经费标准 15 元,2011 年提高至 25 元,2013 年提高至 30 元。其中,中央财政对西部的补助为标准的 80%,中部 60%,东部则是 10%—50%。

更是如此，而且以地理分布所造成的不公平显然要强于以人口论的不公平性（Cioffi J. P.，2004[①]；Beadle M. R.，2011[②]；包国宪、颜璐璐，2010[③]）。贺买宏、王林等（2013）指出各省市在地理分布、技术人员上高度不公平的资源配置极大地弱化了公共卫生服务的绩效水平，提出未来应重点在布局卫生资源地理空间和人力资源方面筹划，缩小配置的不公平性。[④] 王延中（2004）撰文指出，改革开放以后，中国的公共卫生事业发展变化巨大，卫生资源日趋向东部发达地区、向富有地区聚集，而且倾向于向级别高、设备先进、人员技术较高的专业医疗机构集中；相反，越是不发达的西部地区、困难群体，实际得到的卫生资源越少，配置的人员、设施越是落后，地区间、人群间享有卫生资源的差距越发明显，卫生资源可及性在欠发达地区有着很大的不平衡性，这直接导致国家提供的社区公共卫生服务项目的公平性受到极大的影响，进一步对于欠发达地区社区公共卫生服务的产出、健康状况的改善等绩效目标的实现都有极大的制约性。[⑤]

第二，资源配置效率对社区公共卫生服务绩效有影响。公共卫生资源配置效率，目前研究者大多从技术效率的角度出发，是指将社区公共卫生服务投入的每一份资源，在不同地区、不同部门之间分配并利用后，所发挥出来的最大效用水平（贺买宏、王林等，2013）。配置效率通过最大化的效用水平影响服务的产出和社会效益的改善，并最终作用于社区公共卫生服务绩效。国外相关研究表明，提升公共卫生服务的绩效，需要从资源配置的调整入手，配置效率的高低，对绩效提升的影响将更加明显和重要，更持久地改进绩效水平需要通过增强配置的效率性来实现（Mays G. P.，2006）。[⑥] 我国已有的多项研究成果亦表明，我国

① Cioffi J. P., Lichtveld M. Y. etc., "A research agenda for public health workforce development", *J Public Health Manag Pract*, 2004 (10): 186 - 92.

② Beadle M. R., Graham G. N., "Collective action to end health disparities", *Am J Public Health*, 2011, 12 (101): 816 - 818.

③ 包国宪、颜璐璐：《欠发达地区卫生资源配置公平性研究——以甘肃省为例》，《科学·经济·社会》2010 年第 2 期。

④ 贺买宏、王林等：《我国卫生资源配置状况及公平性研究》，《中国卫生事业管理》2013 年第 3 期。

⑤ 王延中：《中国西部地区公共卫生问题研究》，《经济研究参考》2004 年第 54 期。

⑥ Mays G. P., McHugh M. C. etc., "Institutional and economic determinants of public health system perfonnance", *Am J Public Health*, 2006, 96 (3): 523 - 531.

的公共卫生投入是按机构需要而不是按服务项目提供的多少、质量来划拨经费，拿钱不干活的现象时有发生，甚至将专项经费截留或转向收费项目的支出中，加之监管措施的乏力，造成的直接后果就是资源配置效率低，应该完成的社区公共卫生服务项目没有或者以低数量、低质量的结果执行，因此公共卫生服务资源配置的高效率将会更长期地影响社区公共卫生服务的绩效水平（徐林山、程晓明等，2005；杜乐勋，2005；卢洪友、田丹，2013）。再从欠发达地区的实际来看，2011 年我国卫生经费只有 9.48% 投入到了数量众多且可以获得最大健康效益的社区卫生服务中心（站）（卢洪友、田丹，2013），但欠发达地区社区公共卫生服务的基础设施拥有量普遍较低，人员数量、技术和素质等方面明显低于发达地区，加之信息、观念等原因使社区公共卫生服务的利用率也不高，进一步影响到了资源配置的利用产出，从而使得欠发达地区社区公共卫生服务的绩效受到影响（贺买宏、王林等，2013）。因此，研究如何将有限的资源实现配置最优化，是欠发达地区地方政府不得不去面对的一个严峻考验。

综合上面的分析，本书对资源配置因素和欠发达地区社区公共卫生服务绩效的关系提出下述假设：

假设 2：资源配置因素直接正向影响欠发达地区社区公共卫生服务绩效。

假设 2 - 1：资源配置因素直接正向影响欠发达地区社区公共卫生服务投入。

假设 2 - 2：资源配置因素直接正向影响欠发达地区社区公共卫生服务运行。

假设 2 - 3：资源配置因素直接正向影响欠发达地区社区公共卫生服务效果。

三　支付方式与社区公共卫生服务绩效

支付方式本意是指购买方实施消费行为后对提供方付款的一种形式，社区公共卫生服务中的支付方式可以解释为：政府将经费划拨至社区公共卫生服务提供方的一种制度形式，用来补偿服务过程中所消耗的各项成本。包国宪、刘斌等（2007）提出，由于制度形式及其治理的差异是我国东部和西部经济、社会发展巨大差距的根源性因素。[①] 支付方式是否适合，将直接对卫生服务人员的行为产生影响，继而会影响到卫生服务的质量、效率和公平性，即支付方式借助对社区公共卫生服务提供方行为的直接影响，从而最终对社区公共卫生服务绩效产生影响（于保荣、刘兴柱，2009）。[②] 世界卫生组织指出，卫生服务体系绩效评价是以推动公众健康得到良好改善、增强反应性、保障筹资为主要目标（任蒋，2001），迪·麦金泰尔（2010）指出，2000 年世界卫生报告的发布标志着世界各国对卫生支付方式开始从直接支付向预付制筹资机制的转变，而卫生系统理想的支付方式达到的最直接的目标应该是合理期望的反应性和有效地控制成本[③]，因此支付方式对绩效的影响可以从这两个方面展开分析。

首先，对合理期望的反应性，表现在政府将一定量的公共卫生经费划拨给社区公共卫生服务提供方时，希望得到与经费对等数量、质量的公共卫生服务。而要达到这个目标，必然与政府经费支付的水平是否适宜、是否能有效激发起社区公共卫生服务人员的工作主动性和积极性有很大的关联性。关于这一点，国内外许多学者认为，适宜的公共卫生服务经费支付水平，可促进效率和质量的提高，是对社区公共卫生服务绩效产生极大影响的不容忽视的一个因素（Gosden T.，1999；Pedersen，1993；Buehan Leidl R.，2003；马进，2003；宋梅，2012），这也是我国卫生改革与发展过程中需要予以分外关注的重要问题（于保荣、刘兴柱，2009）。社区公共卫生服务的开展必然需要资金，表面上资金支付只是资金从一个地方转向另一个地方的一种单向运动，但实质上，支付水平是否恰当，不仅制约着社区公共卫生服务顺利开展，也直接激励着社区公共卫生服务人员的行为、积极性（孟庆跃，2010）。[④] 如果服务人员所关注的切身利益没有得到合理的保障和改善，势必会映射到他

---

① 包国宪、刘斌、周云飞：《地方政府治理创新视角下的中国东西部发展差距分析》，《北京行政学院学报》2007 年第 4 期。

② 于保荣、刘兴柱：《公共卫生服务的支付方式理论及国际经验研究》，《中国卫生经济》2009 年第 9 期。

③ 迪·麦金泰尔：《从 2000 年世界卫生报告到 2010 年世界卫生报告：卫生筹资取得了什么进展?》，《中国卫生政策研究》2010 年第 11 期。

④ 孟庆跃：《卫生人员行为与激励机制》，《中国卫生政策研究》2010 年第 3 期。

们的实际工作中，从而影响到社区公共卫生服务的绩效。通常，激励公共卫生服务人员积极性的影响因素包括直接的经济激励和间接的精神激励两种，对服务人员实施经济激励被认为是更直接和短期内最有效的激励方法（孟庆跃，2010）。对于欠发达地区而言，尽管中央政府每年对欠发达地区的支持力度在逐年提高，但是由于服务人员缺乏，实际工作量远超过实际的薪酬水平，有限的地方财政支付的工资水平并不能有效调动起工作人员的积极性，消极、怠工、拿多少工资干多少活的现象比较普遍，无疑将会极大地影响服务人员的服务行为，从而传导至社区公共卫生服务的绩效上。

其次，成本控制，是指社区公共卫生服务的支付方式能够将投入的公共卫生资源，在成本控制的条件下，确保资金有效率地用在社区公共卫生服务上而不被浪费。投入的资源不被浪费，而是在有所约束下使生产得到最优化产出是公共服务的先决性必备条件（包国宪、王学军，2011）。① 相比医疗卫生服务而言，社区公共卫生服务的成本增加并不明显，但是，在我国社区公共卫生服务的实践中，政府通过购买的形式，委托基层公共卫生服务机构向居民免费提供，作为购买方的政府并不直接提供服务，由于信息掌握的不对称，对于成本的控制，政府相比基层公共卫生服务机构来说比较困难。有学者研究指出，适当的支付方式，可以规范经费使用，控制服务成本，提高经费的使用效率（何长江，2011）。② 也有学者研究提出，将支付对象由服务机构转向基层社区，通过成本测算后确定实际支付水平，并实施以结果为基础的绩效约束手段，能够有效控制服务成本，提升社区公共卫生服务的绩效水平（Mays G. P. ，2009③；李杰刚、李志勇等，2012④）。

综合上面的分析，本书对支付方式和欠发达地区社区公共卫生服务绩效的关系提出下述假设：

---

① 包国宪、王学军：《公共服务供给的服务学视角解读》，《西北大学学报》（哲学社会科学版）2011 年第 3 期。

② 何长江：《政府公共卫生支出行为影响因素的实证分析》，《财经科学》2011 年第 4 期。

③ Mays G. P. ，Smith S. A. ， "Geographic variation in public health spending: correlates and consequences"，*Health Services Research*，2009（10）：1796 - 1817.

④ 李杰刚、李志勇等：《公共卫生服务区域差异及财政应对思路》，《经济研究参考》2012 年第 34 期。

假设3：支付方式因素直接正向影响欠发达地区社区公共卫生服务绩效。

假设3－1：支付方式因素直接正向影响欠发达地区社区公共卫生服务投入。

假设3－2：支付方式因素直接正向影响欠发达地区社区公共卫生服务运行。

假设3－3：支付方式因素直接正向影响欠发达地区社区公共卫生服务效果。

四　监督约束与社区公共卫生服务绩效

监督约束是政府运用行政手段、法律手段等形式影响公共卫生服务机构、个人的行为，从而达到提升社区公共卫生服务绩效的目的。社区公共卫生服务由政府无偿提供给社区居民使用，但是公共选择理论认为，政府本质上是经济人，追求效用最大化是政府的目标。因此，实质上政府与基层公共卫生服务机构之间构成了一种委托代理关系，委托方是政府，委托基层公共卫生服务机构为公众提供公共卫生服务，希望基层公共卫生服务机构尽职尽责，并尽量减少服务成本。同时，基层公共卫生服务机构作为政府公共卫生服务的代理方，则希望自己能以尽可能低的工作量而获取政府尽可能多的成本补偿，以充分最大化自己的效用。在这种委托代理关系中，政府位于相对的信息劣势之中，若政府以制度约束的形式能充分作用到社区公共卫生服务者的行为上，那么他们就会为提高服务、控制成本而努力，从而减少因为委托代理关系间的信息不完备而损失的社会福利，最终达到成本控制、质量提高的委托代理关系最为完备的状态，即此状态下的社区公共卫生服务实现了政府希望的低成本、高质量的最佳状态（沈莉，2014）。① 因而政府必须以比较健全的监管、审查等制度约束机制和服务人员的行为，促进其更好提供高质量、多数量的社区公共卫生服务，这是社区公共卫生服务绩效得到提升的制度基础。

监督约束主要是针对服务的工作质量，监督、约束社区公共卫生服务机构、个人的行为，使其与提升社区公共卫生服务绩效的目标协调一

---

① 沈莉：《基于契约激励的我国公共卫生服务改革效率研究——以城市社区卫生服务机制改革为例》，《兰州学刊》2014年第6期。

致（Beitsch L. M. ，2006；① 朱国玮、刘晓川，2010）。② 在 Donabedian "结构、过程、结果" 的理论中，卫生服务质量被区分为结构、过程、结果质量三个层次，结构层次的质量主要反映了卫生服务的资源配置、投入的基础和规模，过程层次的质量主要反映了卫生服务活动产出的好与坏、优与劣，是对具体卫生服务工作的考核评价，结果质量是卫生服务工作效果的反映（马进等，2003）。③ 根据前文对社区公共卫生服务运行质量的界定，此处引入 Donabedian 的 "结构、过程、结果" 的理论对卫生服务质量的管理思想，从资质监督、过程监督和结果监督三个环节来分析对社区公共卫生服务绩效的影响。

首先，资质监督。对直接提供社区公共卫生服务的机构、工作人员、设施装备、产品等的资质进行规范、限制、登记备案，从而保证社区公共卫生服务的实施能为居民提供安全、可靠的公共卫生服务保障。Anne Cockcroft，Neil Andersson 等（2007）分别于 1999 年、2000 年和 2003 年选取孟加拉国三个社区的居民参加公共卫生服务改革的调查，结果表明，民众对聘请有资质的工作人员比较满意。④ 美国通过开展公共卫生服务机构认证项目的形式，建立服务约束机制，督促公共卫生服务机构、公众积极广泛地参加到绩效改善的管理活动中，对改善公共卫生服务绩效的帮助很大（Beitsch L. M. ，2006）。⑤

其次，过程监督。主要是通过监管服务机构和服务人员的行为、操作、责任是否明确，从而达到社区公共卫生服务提供符合规定的质量、数量要求的公共卫生服务项目。美国非联邦社区预防专题小组编制的《社区预防服务指南》将公共健康计划、政策普及成了各个州展开公共卫生服务活动的各种标准和应用指南，从而控制和约束社区公共卫生服务的机构、人员依循服务指南的要求提供服务，对于保证公共卫生服务

---

① Beitsch L. M. , Brooks RG, etc. , "Structure and fonctions of state public health agencies", *Am J Public Health*, 2006, 96 (1): 167 –72.

② 朱国玮、刘晓川：《公共部门服务质量评价研究》，《中国行政管理》2010 年第 4 期。

③ 马进等：《我国卫生服务系统绩效分析》，《中国卫生经济》2003 年第 12 期。

④ Anne Cockcroft, Neil Andersson et al. , "What did the public think of health services reform in Bangladesh? Three national community—based surveys 1999 – 2003", *Health Research Policy and Systems*, 2007, 5 (1): 1186 –1478.

⑤ Beitsch L. M. , Brooks R. G. , etc. , "Structure and fonctions of state public health agencies", *Am J Public Health*, 2006, 96 (1): 167 –172.

的质量和绩效提升非常有利（Sugawara M.，2003；[1] Peter A.，2004）。[2] 我国实践中对于社区公共卫生服务的内容从程序、方法到要求、衡量指标及登记等都有着非常详细的规章要求，从而为提升社区公共卫生服务绩效提供依据。

最后，对于结果进行监督，主要是通过媒体、宣传栏、网络等形式定期向公众发布公共卫生服务结果的相关信息，客观上接受公众监督，增加社区公共卫生服务的透明度，减少服务过程中的违规现象，增强政府的公信力，提高群众满意度，达到改善社区公共卫生服务绩效的目的。

社区公共卫生服务针对的不是某个个体，而是要面对一个庞大的服务群体，因此服务的整个过程中机构或服务人员的某些小细节上的疏忽都有可能被放大，因此必须对社区公共卫生服务实施监督约束。而对欠发达地区来说，在卫生设施拥有量和人员技术、数量等方面都明显比发达地区低的同时，却要面对比发达地区更为严峻的传染疾病、地方病、卫生环境及政府无力加大投入等诸多公共卫生问题，无疑对社区公共卫生服务质量强化监督约束，保证有限资源尽可能多尽可能好地解决欠发达地区的公共卫生问题就更为重要和迫切。

综合上面的分析，本书对监督约束因素和欠发达地区社区公共卫生服务绩效的关系提出下述假设：

假设4：监督约束因素直接正向影响欠发达地区社区公共卫生服务绩效。

假设4-1：监督约束因素直接正向影响欠发达地区社区公共卫生服务投入。

假设4-2：监督约束因素直接正向影响欠发达地区社区公共卫生服务运行。

假设4-3：监督约束因素直接正向影响欠发达地区社区公共卫生服务效果。

---

[1]　Sugawara M.，"Community mental health service, social work activity and clinical ethics", *Seish in Shinkei gaku Zasshi*, 2003, 105（12）：1437–1443.

[2]　Peter A. Briss, Ross C. Brownson, Jonathan E. Fielding, Stephanie Zaza, "Developing and using the guide to community preventive service: Lessons Learned About Evidence—Based Public Health", *Annu. Rev. Public Health*, 2004（25）：281–302.

五 行为改变与社区公共卫生服务绩效

行为改变是通过社区公共卫生服务者长期不断的努力，促进社区居民个体的行为有所改变，从而影响整个社区公共卫生服务的绩效得到改进。由于社区公共卫生服务与促进健康改善之间具有一定的滞后性和不确定性，而且促进群体的健康行为发生改变也非常困难，因此这将是一个长期的过程，需要社区公共卫生服务中各类参与者的行为均发生改变，才能从整体上促进社区公共卫生服务的绩效。社区公共卫生服务的参与者通常包括公共卫生服务提供者和服务利用者，因此行为改变对社区公共卫生服务绩效的影响，可以从社区公共卫生服务者和利用者行为的改变两个方面来分析。

首先，社区公共卫生服务者的行为在很大程度上影响着公共卫生服务的利用和健康改进的效果（Humiston S. Q. , et al. , 2009）。[1] 经济学的效用理论表明，社区公共卫生服务者作为服务的直接人员，其提供公共卫生服务的过程中实际上也在不断地追求着个人的效用最大化，这就意味着社区公共卫生服务人员在提供公共卫生服务时，可能会以一种不太规范的业务技术来追求服务数量上的达标，却忽略了服务质量、方式或成本上的要求，这势必会影响到整个社区公共卫生服务的效果，尤其是在欠发达地区，公共卫生服务人员在报酬与工作量不对等的情况下，更容易出现只追求量而忽视质方面要求的现象。我国新医改的重要目标之一就是要大力发展基层医疗卫生服务体系，提高基层公共卫生服务的质量和水平，而在这其中，规范和约束公共卫生服务者的行为是关键所在（乔慧等，2012）。[2] 因此，社区公共卫生服务者遵循业务技术要求，规范地提供公共卫生服务可以较明显地提升社区公共卫生服务的绩效。

其次，公共卫生服务利用者的行为改变影响着健康改善的效果。服务利用者的行为改变主要体现在：利用者的行为（如饮食、生活方式、行为方式等）是否与社区公共卫生服务所倡导的一致，即服务利用者与服务提供者的合作配合程度如何，双方的合作程度高将有利于促进社

---

[1] Humiston S. Q. , Albertin C. etc , "Health care provider attitudes and practices regarding adolescent immunizations: a qualitative study", *Patient Educ Couns*, 2009, 75 (1): 121 – 127.

[2] 乔慧等：《基层和公共卫生人员工作行为影响因素分析》，《中国卫生政策研究》2012年第3期。

区公共卫生服务绩效和社区居民健康结果的改善。Brown V. A. 等
(2007) 研究认为，通过社区公共卫生服务而不是对个体实施干预，可
以有效地提升公共卫生服务利用者的合作性。① Cecily Morrison 等
(2014) 从参与式设计理论出发，研究认为，政府政策目标设计实际产
生的结果与公众主动参与到社区公共卫生服务活动中的差距越来越大，
而通过改进服务项目的方式，请专业的服务人士帮助并促进公众主动参
与到公共卫生服务中来，促使公众提升与社区公共卫生服务人员的合作
程度，可以帮助政府解决政策设计与实践实施之间差距趋大的问题，从
而提升其绩效水平。② 我国健康教育监评部李英华主任强调，行为改变
需要经历知识获取、健康素养形成及健康行为形成三个过程，其中健康
素养形成和健康行为形成两个环节与公共卫生服务利用者合作性的强弱
相关性比较高③，合作性程度越高，对社区公共卫生服务绩效的影响越
明显。而据测算，2013 年我国东部发达地区和西部欠发达地区，公众
健康素养水平是 12.81% 和 6.93%，相比 2008 年分别提高了 5.78%、
1.7%④，很明显，西部欠发达地区健康素养水平无论是在总水平还是
提升幅度上均显著落后于东部发达地区。因此，提高社区公共卫生服务
利用者的合作程度，促进公众主动参与到活动中，将会更有益于提升欠
发达地区公众的健康素养水平，也必然会影响社区公共卫生服务的绩效
得以提高。

综合上面的分析，本书对行为改变因素和欠发达地区社区公共卫生
服务绩效的关系提出下述假设：

假设 5：行为改变因素直接正向影响欠发达地区社区公共卫生服务
绩效。

---

① Brown V. A., Bartholomew L. K., et al., "Management of chronic hypertension in older men: an exploration of patient goal – setting", *Patient Educ Couns*, 2007, 69 (1–3): 93–99.

② Cecily Morrison, Andy Dearden, "Beyond to kenistic participation: Using representational artefacts to enable meaningful public participation in health service design ", *Health Policy*, 2013 (5): 179–186.

③ 健康素养是指个体获得、领悟基本健康信息和服务，并运用其独立、正确地判断，最终达成改善个体身体健康的能力（卫生计生委，2013–11–11，www.gov.cn）。

④ 根据全国城乡居民健康素养监测报告的相关数据显示，2013 年，我国居民健康素养水平是 9.48%，相较 2008 年的 6.48% 提高了 3 个百分点，其中东部、西部分别提高了 5.78%、1.7%；健康生活方式与行为素养水平是 10.62%，相较 2008 年，提高了 3.69 个百分点，但健康知识尚不能有效转化为健康行为。

　　假设 5 - 1：行为改变因素直接正向影响欠发达地区社区公共卫生服务投入。

　　假设 5 - 2：行为改变因素直接正向影响欠发达地区社区公共卫生服务运行。

　　假设 5 - 3：行为改变因素直接正向影响欠发达地区社区公共卫生服务效果。

六　社区公共卫生服务绩效影响因素间关系

　　根据本章第一节的内容，分析欠发达地区社区公共卫生服务绩效的影响可以从组织管理、资源配置、支付方式、监督约束及行为改变五个方面着手，各个影响因素一方面从不同的方位、不同的程度影响着社区公共卫生服务的绩效；另一方面，各个影响因素之间也并不是孤立地在发挥作用，而是彼此之间有一定的联系（Halverson，2002）。① 因此，应该进一步分析出影响因素彼此间的关系，以为进一步分析绩效与影响因素之间的关系打好基础。

　　社区公共卫生服务以改善公众健康水平为目标，表面上看，是由卫生行政部门全权负责管理，但实质上则是"群龙治水"：资金由财政部门投入，人员由编制办管理，管理者是上级组织部门负责，设施建设由建设部门规划等。社区公共卫生服务在这种分权管理的过程中，各个部门也倾向于为自身利益考虑得更多些，从而出现了效率低下、资源配置不均衡、工作人员消极怠工、运行成本高等一系列问题，居民不能充分享受到公平、系统、持续、高质量的公共卫生服务，与社区公共卫生服务设计理念背道而驰。而且伴随着国家基本公共服务均等化的进展和公众生活水平的提高，对于公共卫生资源需求与供给相对不足表现得越来越明显。对于欠发达地区而言，社会经济发展一直滞后于发达地区，而卫生资源配置不平衡、提供能力弱、服务利用率低等问题，又进一步制约着欠发达地区公共卫生事业的进步，从而形成一种恶性循环。因此，当欠发达地区同样面对和发达地区一样的公共卫生服务需求与供给不足的处境时，发达地区因为地方政府财力雄厚，可以加大公共卫生的投入

---

　　① Halverson P. K., "Embracing the strength of the public health system: why strong government public health agencies ate vitally necessary but insufficient", *J Public Health Manag Pract*, 2002, 8 (1): 98 - 100.

来解决需求与供给不足的矛盾，而欠发达地区由于经济发展落后，政府面临着生存难、发展更难的状态，无力投入更多的经费来化解这个矛盾冲突。因此，欠发达地区一方面要面对卫生资源短期内不能充分供给的尴尬与严酷的现实；另一方面，对于仅有的公共卫生资源因为管理不畅、组织结构不协调、制度不健全等问题的存在无法使之得到充分的利用，基层公共卫生机构也因此不能或没有积极性提供更多数量、更高质量的社区公共卫生服务。比如，欠发达地区的很多基层公共卫生机构的服务人员能力比较低，这一方面映射出了公共卫生资源配置的不充分，而另一方面也说明目前的组织管理和支付方式并没能激发起基层公共卫生服务者的积极性，同时监督约束措施的缺失或不足，也不能有效地促进服务者业务行为的规范性和主动性，这无疑都会使社区公共卫生服务绩效受到明显的影响。

上述分析表明，组织管理、资源配置、支付方式、监督约束及行为改变五个影响因素并不是孤立、静止地影响着社区公共卫生服务的绩效，而是彼此之间互相作用，互相影响。但在这些影响因素之中，组织管理因素往往在社区公共卫生服务的投入、运行及其效果的全部过程中都直接或间接地作用和影响着资源配置、支付方式、监督约束和行为改变因素，是几个影响因素中最为重要的因素。组织管理因素一方面向上联系着上一级公共卫生行政部门，并协调着同级其他部门，另一方面向下又管理着基层公共卫生机构的正常运行。换句话说，组织管理因素是直接作用于公共卫生机构和公共卫生服务人员的变量，是社区公共卫生服务绩效影响因素的最直接作用者（任蒋，2001；马进等，2003）。鉴于本书的研究重点是分析五个影响因素对社区公共卫生服务绩效的关系效应，因此对于五个影响因素间的关系本书将暂不予以讨论，这也构成了本书未来继续深入研究的内容之一。故本书对组织管理与资源配置、支付方式、监督约束、行为改变间的关系仅提出下述假设：

假设6：欠发达地区社区公共卫生服务绩效影响因素——组织管理直接影响资源配置、支付方式、监督约束和行为改变因素。

第四章 问卷设计与优化

从本书第三章的概念模型和研究假设可见，社区公共卫生服务绩效与影响因素形成了一个有 8 个变量、16 个假设的关系模型。由于其中所涉及的变量属于难以直接观测的潜变量，因此，需要运用综合性多元回归分析、路径分析的结构方程模型的方法对关系模型进行分析研究。为此，本章将首先对构成绩效和影响因素的 8 个潜变量进行测量，形成可以直接测度的观测变量，然后编制原始调查问卷，在对原始问卷经过一系列讨论、筛选并在初测检验的基础上形成正式调查问卷，为下一章节绩效与影响关系模型的实证检验提供数据来源。

第一节　变量测量

社区公共卫生服务绩效中的投入、过程、效果要素、影响因素中的组织管理、资源配置、支付方式、监督约束和行为改变因素都是无法直接观测的潜在变量，根据结构方程模型的特点，需要转换成可以直接测度到的观测变量来反映。鉴于本书第三章中已经对社区公共卫生服务绩效构成要素和五个影响因素，从理论和实践层面进行了详细的阐述与定义，因此本节只在结合欠发达地区的实际情况简单分析的基础上，选取其可观测到的表现和特征形成潜在变量的测量题项。

一　社区公共卫生服务绩效构成要素变量测量

（一）社区公共卫生服务投入

本书在第三章中将社区公共卫生服务的投入解释限定为：在政府政策指引下，对社区公共卫生服务予以合理的财政投入，并通过有效的绩效管理等制度设计保证资金投入的高效率使用与产出，从而达到改善公众健康的目的。由此可以看出，社区公共卫生服务投入不仅要考察政府投入了多少资金，同时也要考察这些资金是否用在了确保服务开展所必需的设备、人员、材料等地方，是否有适合的制度来保证资金支出合乎规定，资金在使用过程中是否有浪费的现象等，即社区公共卫生服务投入主要考察投入的资金使用效率如何。

我国关于"十二五"规划实施纲要中指出：对于基层卫生机构不仅要强调投入的加大，更要对投入资金的监管强化，提高资金使用效益（国务院办公厅，2012）。[①] 作为欠发达地区，社区公共卫生服务所需资金的绝大部分都来源于国家的财政拨款，地方政府财力所限直接导致政府没有能力、缺乏热情继续增加社区公共卫生服务所需的资金，所以相对发达地区来说，同样的任务，欠发达地区需要面临更大的困难。因此社区公共卫生服务必需的资金格外紧张或不足，并不能满足社区公共卫生服务顺畅运营所需。因此，欠发达地区只能也必须以科学的资金投入机制，尽可能地提高资金使用效率，控制投入资金的使用和支出范围，保障服务能正常运行。根据上述分析，社区公共卫生服务投入可以从公用经费使用、人员经费保障、业务经费使用、资金支出合规、资金开支控制五个方面来测量。

（二）社区公共卫生服务的运行

如第三章所述，社区公共卫生服务的运行是在一定资源投入的基础上，促进社区公共卫生服务的数量产出，促成服务效率和服务质量的提升。社区公共卫生服务运行的整个过程亦是政府践行公共卫生管理职能的过程。其运行效率可以简单地解释为政府资源投入与产出之间的比例，资源投入后，是否没有被浪费，资源是否被最大化地利用，产出是社区公共卫生服务活动的直接结果，包括了产出的数量和产出质量。社区公共卫生服务运行效率高就表示服务具有更小的成本、更优良的质量和更多的数量。而居民是否享受到了更多、更优良的社区公共卫生服务是衡量其绩效优劣的重要标准。

我国自 2010 年开始，卫生部、财政部委托第三方对各地社区公共卫生服务的实施状况进行考核，其中更多的还是侧重考核服务运行的过程指标，根据年度考核的实际工作机制及国家深化医改的安排设计思

---

① 国务院办公厅：《"十二五"期间深化医药卫生体制改革规划暨实施方案》，www. reformdata. org。

路，结合欠发达地区目前的经济实力，对于社区公共卫生服务的运行可以从三个方面来衡量：①服务数量。效率本意就是单位成本的产出情况，产出数量越多，意味着效率越高。就社区公共卫生服务而言，如果单位时间内，等量的资金投入能够为更多地社区居民提供更多公共卫生服务，就表示具有较高的效率。②服务质量。服务的质量是考评社区公共卫生服务的重要参考标准之一。就社区公共卫生服务而言，服务质量更多地体现在各个服务内容的规范性及其完成的程度如何。③覆盖区域。覆盖表示是否有越来越多的居民享受到了社区公共卫生服务（徐林山，2005），是否为居民提供了便捷、省时的社区公共卫生服务。而且，欠发达地区往往具有地广人稀的特点，地理条件约束下的公共卫生资源分布也会对居民使用社区公共卫生服务产生影响。因此根据上述分析，社区公共卫生服务运行可以从服务数量、服务质量和覆盖区域三个方面来测量。

（三）社区公共卫生服务的效果

世界卫生组织在其2000年的报告中强调，卫生服务体系的绩效就是追求结果和效率的过程，并使用健康改善结果、服务反应性、筹资进行绩效评价，反应性主要是指公众是否及时得到了自己需要的卫生服务、接受服务时是否受到服务人员的尊重等（任蒋，2001），许多国家评价其卫生系统绩效优劣时也正是依据此报告为其理论凭据。Rifat Atun 在2003年的卫生系统评价框架中也指出，对卫生系统展开绩效分析评价的最终目的是以促进健康改善结果和消费者满意为目标。社区公共卫生服务是卫生服务体系的一个子系统，其根本任务就是通过健康知识、健康生活行为的宣传等干预措施，使得困扰人群的慢性病、传染病控制有明显缓解，促使居民知晓更多有助于健康生活方式和生活行为的知识，持续提升居民的生活质量，不断改善居民的健康状况与水平。曾有学者研究指出，个体对健康知识的重视程度及对自己健康状况的不了解是影响居民使用社区公共卫生服务的主要因素。在欠发达地区，往往慢性病、传染病、地方病等公共卫生问题和公共环境表现得比较突出，对于健康知识和健康行为的主动干预措施就越发迫切（乔慧、李正直等，2009；杨小林、崔丽，2011），而随着欠发达地区社会经济水平的提高，公众对于健康知识和健康生活行为的需求也越来越高。因此，结合上述分析，社区公共卫生服务效果可以从传染病及慢性病控制情况、健康知识知晓、健康改善和居民满意四个方面来测量。

由此社区公共卫生服务绩效变量的测量题项整理如表 4 - 1 所示。

表 4 - 1　　　　　　　　绩效潜在变量及测量题项

潜变量	观测变量	简要描述
社区公共卫生服务投入	业务经费	标准每年有所变化、基本保障要求的项目
	人员经费	有稳定来源和保障
	公用经费	用于服务开展所需的材料、药品、维修及维护
	经费规划	合理规划使用
	开支控制	资金控制、支出符合规定
社区公共卫生服务运行	服务数量	服务项目、对象的数量
	服务质量	服务质量提升
	覆盖区域	服务覆盖区域广泛
社区公共卫生服务效果	控制率	传染病、慢性病控制率等提升
	健康改善	居民整体健康水平有所改善
	健康知晓	居民对健康知识了解等的提升
	居民满意	居民满意度（项目数量、整体情况）

资料来源：笔者整理。

二　社区公共卫生服务绩效影响因素变量测量

（一）组织管理

根据本书第三章对组织管理因素的阐述分析得出，组织管理对社区公共卫生服务绩效的影响主要体现在组织结构设计、权力结构设计、组织协调三个方面（戈麦斯，2009）。其中，组织结构设计在社区公共卫生服务中主要表现在职能部门构成与职能履行两个部分，并借此形成层级分明、责权清晰的组织结构、管理模式、管理措施与信息支持系统，这些是制约欠发达地区公共卫生服务绩效低下的重要且是根源性的影响因素（王延中，2004；卢洪友、田丹，2013）。权力结构设计代表了组织内高、低层管理者之间的权力结构，着重讨论通过绩效考核的形式，管理者运用其管理能力，将绩效目标落实为具体的行动，使社区公共卫生服务更好地服务于居民（Mays G. P.，2010；连维良、吴建南，2013）。组织协调机制主要分析社区公共卫生服务实施中各个部门间的协作与配合，研究发现，欠发达地区实施的各阶段中部门间的实际合作并不顺畅，加强各部门间的有效合作，将有利于社区公共卫生服务的绩效提升（邹雄、冯占春等，2012）。因此，对影响因素组织管理可以从职能分工、部门协调、信息系统建设、机构设置、模式调整及管理能力几个方面来测量。

（二）资源配置

欠发达地区社区公共卫生服务的基础设施拥有量普遍较低，人员数量、技术和素质等方面明显低于发达地区，加之信息、观念等原因对社区公共卫生服务的利用率也不高，进一步影响到了资源配置的利用产出，从而使得欠发达地区社区公共卫生服务绩效受到影响（罗荣、汤学军等，2006）。因此，研究如何将有限的资源实现配置最优化，是欠发达地区地方政府必须面对的一个严酷现实考验。

本书在前述分析中，已将筹资的研究视角聚集于卫生资源的配置方面，并从资源配置可及性和配置资源效率两个方面影响着社区公共卫生服务的绩效。卫生资源从广义的角度上讲，主要包括人员、技术、仪器设备及财力等（贺买宏、王林等，2013），因此资源配置可及性可以从人员配置、技术支持、基础设施、服务区域等方面衡量社区公共卫生服务是否能够满足社区居民对公共卫生服务的需求，这是社区公共卫生服务绩效改善的重要前提，资源可及性不均衡很大程度上会弱化社区公共卫生服务的绩效。资源配置效率主要是使得有限的资源最大化效用的过程，即在政府划拨经费及时到位的基础上，通过对服务项目进行科学的成本测算，使得政府能以最少的卫生资源投入而发挥出最大的价值（杜乐勋，2005）。我国在2013年公布的继续深化医改办法中也进一步要求各地政府要优化卫生资源投入结构，合理配置资源，将资金有针对性地分配至各服务项目上，提升资源投入的效率。学者们研究指出，卫生资源配置的效率应该多从其数量、质量与经济方面的要求上整体考察（贺买宏、王林等，2013）。因此，结合欠发达地区公共卫生服务具有基础设施拥有量低、人员数量、技术和素质不高、信息不畅、观念较陈旧、卫生服务利用率低等的特征，对影响因素资源配置变量可以从人员配置、业务培训、设施配备、服务盲区、经费到位、技术支持及成本测算七个方面来测量。

（三）支付方式

支付方式对社区公共卫生服务绩效的影响主要表现在服务提供方的行为方面。世界卫生组织 2000 年卫生报告的发布表明世界各国卫生支付方式发生变革，开始从直接性支付方式向预付制筹资方式的转变，该报告目前已经被广泛应用于对各国的经验研究中。迪·麦金泰尔（2010）指出，卫生系统理想的支付方式对于公共卫生服务体系最直接的目标应该是：合理期望的反应性和成本控制，支付方式对绩效的影响也主要通过这两个方面对其产生影响。对合理期望的反应性主要是指，政府作为公共卫生服务购买方对服务提供方支付一定数额的资金后，期望服务提供方能够提供更多数量、更高质量的公共卫生服务，而支付水平是否适宜，与服务方供给的公共卫生服务的数量及其质量所对应的劳动所得相一致，购买方支付水平适宜，将会激发服务者的积极性，促进其提供更好的公共卫生服务。研究发现，灵活的薪酬调整机制将有助于激励公共卫生服务人员的行为，提高其提供服务的数量和质量（Leidl R.，2003）。尤其是在欠发达地区，经济水平低决定了同等的工作量下从事此工作的人员只能得到较低的薪酬，从而影响着社区公共卫生服务绩效。成本控制主要表现为，支付方式能够通过绩效约束的方式，有效控制服务提供的成本，对突发事件予以合理补偿等方式，避免投入有限的公共卫生资源被浪费，既确保资金确实能用在社区公共卫生服务上，又能规范其使用，提高并强化资金的使用效率，充分发挥出支付方式对社区公共卫生服务的内在绩效约束作用（何长江，2011）。但现实中，由于服务购买方和提供方之间存在着委托代理的关系，两者对信息掌握的不对称，加剧着购买方成本控制的难度。有研究提出，将支付对象由服务机构转向基层社区，实施以结果为基础的绩效约束手段，能够有效控制服务成本（Mays G. P.，2009）。由上述分析，对影响因素支付方式变量可以从经费拨付、工资水平、成本控制与合理补偿四个方面来测量。

（四）监督约束

我国 2009 年、2013 年的有关医改的主要工作安排中进一步明确了政府对经济困难地区社区公共卫生服务投入的主导地位，但同时也明确要求，对于社区卫生机构要通过绩效考评的方式，加强管理和监督，强化资金的使用效益。

如第三章所述，对社区公共卫生服务的监督约束主要体现在服务的质量方面,并可以从资质监管、过程监管和结果监管三个方面来分析(Beitsch L. M.,2006;朱国玮、刘晓川,2010)。社区公共卫生服务实施时需要与社区居民直接接触,因此在服务前要对服务提供应该达到的要求、内容、方法、频率、规范等制定明确的流程与方案,提供电话、网络等监督平台,鼓励居民参与到监督约束的过程中。同时,服务人员是否有执业资格,使用的药品、产品是否具有合格证等资格准入进行检查。在实施公共卫生服务的过程中,则主要综合运用各种考核方式,如日常监督、专项考核、走访居民等手段考察监督其服务行为是否符合流程要求、技术规范等,有无完成要求的服务内容和服务数量等,服务结果是否通过适当的形式定期向公众公布,以接受社会、居民舆论等监督,提高公共卫生服务过程和结果方面的透明度。对欠发达地区而言,同等条件下可能要比发达地区面临更为严峻的现实,强化社区公共卫生服务行为质量等的监控,保证有限资源的产出尽可能更多、质量更好,对于解决欠发达地区的公共卫生问题更加有意义。因此,对影响因素监督约束可以从监督平台、资质审核、服务方案、服务监管(专项考核、走访调查、日常监督)、结果发布几个方面来测量。

(五)行为改变

公共卫生监督约束的作用不仅仅体现在服务数量或质量的要求,还体现在对公共卫生服务人员的服务方式和内容的转变上。例如,激励社区公共卫生服务人员注重对居民健康生活方式和生活行为的引导,注重对预防保健服务的提供,促进居民健康的改善。而健康改善是一个长期的过程,需要提供者和服务利用者的长期共同的努力才能达到目的,因此对于行为改变的测量也需要分别从服务提供者和服务利用者双方的行为改变来着手分析。首先,服务提供者遵循专业化的操作和服务行为是社区公共卫生服务效率提升的重要方面,也是我国新医改的重要目标之一。我国对社区公共卫生服务从服务内容、工作流程到考核要求、登记等都以制度的形式有着非常详细的规定,这既为居民监督社区公共卫生服务提供了根据,同时也是各级地方政府开展社区公共卫生服务项目绩效考评的主要凭据。其次,社区公共卫生服务利用者的行为改变在很大程度上也影响着健康改善的目标达成,而服务利用者的行为改变与服务利用者和社区公共卫生服务人员的合作程度有一定的相关性,通过社区公共卫生服务者的主动干预可以有效地提升服务利用者的合作程度

（Brown V. A.，2007）。因此对影响因素行为改变可以从业务要求、注重方式引导、改善手段、对象合作四个方面来测量。

由此绩效影响因素变量的测量题项整理如表4 - 2所示。

表4 - 2　　　　　　　　绩效影响因素潜在变量及测量题项

潜在变量	观测变量	简要描述
组织管理	工作协调	部门间工作协调配合
	职能分工	有能力开展要求的公共卫生服务项目
		能开展其他服务项目
	信息系统	具备基于健康档案的信息系统
	机构设置	服务机构网点布局较合理
	调整模式	运行模式的调整
	管理激励	管理者有效管理能力
资源配置	人员配置	工作人员配置稳定
	业务培训	人员技术业务培训
	基础设施	设施装备能适应项目需要
	服务盲区	基层卫生机构不存在服务盲区
	成本测算	服务项目科学测算
	经费到位	资金在规定的周期内到位
	重大项目支持	重大公共卫生服务项目技术和设备支持
支付方式	经费拨付	拨付额的根据
	工资水平	工作人员工资适宜
	合理补偿	合理补偿突发公共卫生费用
	成本控制	实施专项成本核算，避免浪费
	绩效支付	绩效约束经费支付
监督约束	监督平台	提供监督平台供公众参与监督
	资质审核	工作人员、卫生产品资质审核
	方案制定	服务流程与方案制定
	专项考核	单个项目专项考核
	走访调查	服务行为规范走访居民
	日常监督	不定期服务日常监督检查
	结果发布	服务情况定期发布
行为改变	业务要求	工作人员遵循业务要求
	注重引导	注重方式引导
	改善手段	健康生活方式手段实施
	利用者合作	取得服务对象合作

资料来源：笔者整理。

第二节 问卷设计

一 设计思路与数据分析方法

（一）设计思路

本书所使用的问卷主要是根据社区公共卫生服务的内涵与特征，并借鉴相关理论与国内外有关社区公共卫生服务研究的大量成果基础上形成的，从两部分内容对问卷进行编制：第一部分，欠发达地区社区公共卫生服务绩效构成要素问卷；第二部分，欠发达地区社区公共卫生服务绩效影响因素问卷。问卷的形成在体现本书理论构思的同时，难免带有一定的主观色彩，必须对研究中所使用的问卷进行严格、规范的实证筛选，保证问卷的科学性、有效性、合理性与可操作性，也使得本书的研究更切合欠发达地区实际。问卷实证筛选的整个过程如图 4－1所示。

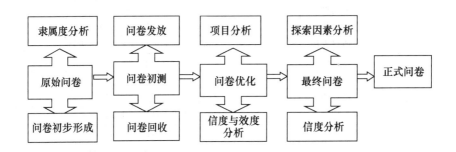

图 4－1 问卷实证筛选总体流程

首先根据前期国内外相关文献与理论基础，并结合本章第一节对社区公共卫生服务绩效构成要素与绩效影响因素潜变量进行测量的基础上，形成了原始问卷，并将原始问卷形成专家咨询表，运用隶属度分析，请专家结合自身的专业知识与工作背景，初步筛选掉隶属度较低的测量题项，并和专家深度交流听取专家对问卷的意见，在此基础上修改并形成本书所使用的初测问卷。然后选取适合的人员实施问卷初测；将初测阶段中出现的测量条款和语义上问题进行修改后进入问卷实证优化阶段。优化阶段主要是从问卷一致性分析、项目分析、信度与效度分析几个方面进行优化。问卷优化后，为了保证后续正式问卷调查的有效性与可靠性，本书又对优化后的问卷进行了新一轮探索性因素分析与信度分析，最后编制本书后续实证研究所使用的正式问卷。正式问卷从不同的维度形成的测量题项 35 个，其中绩效构成要素测量题项 13 个，绩效影响因素测量题项 22 个。

（二）数据分析方法

1. 隶属度分析

隶属度是借用模糊数学的概念，认为现实生活中很多模糊现象的外延不能用经典集合论来形容，因此，对于某个元素只能说在多大程度上属于某个集合，而不是属于某个集合。元素属于某个集合的程度有多大，隶属度就有多大。本书将社区公共卫生服务绩效问卷看作一个模型集合 X，每个测量题项看作一个元素 X_i，对每个测量题项实施隶属度分析。如果专家在某个测量题项上选择次数为 N_i，即总共有 N_i 位专家认为此测量题项可以测量该变量，那么该题项的隶属度 $R_i = N_i/S$，S 表示总的专家人数。R_i 数值越大，表明该测量题项很有可能隶属于该模糊集合（范柏乃，2012）[1]，则表示比较适合测量该变量，可以进入问卷初测阶段。

2. 项目分析

项目分析检验的原理和独立样本 T 检验思路大同小异。计算得出问卷中每个测量题项的 CR 值（T > 2 的数值），CR 值未达显著，测量题项则考虑剔除或修改，从而判定出各个测量题项是否能区别出不同应答者的反应，达到优化问卷的目的。具体判断方法：如果各测量题项的总方差相同的"Levene"检验的 F < 0.05，则判断假设不成立，此时再观察假设方差不等一行的 CR 值（即 T 值），如果观察 CR 值显著，说明该题项高分组和低分组能够区分开，即表明该测量题项能区别不同应答者的反应，由该测量题项予以保留。若 F > 0.05，不具有显著差异，则观察"假设方差相等"一行的 CR 值（即 T 值），如果 CR 值显著，表明该题项也可以区别出不同应答者的反应，该测量题项也予以保留。反之，说明该测量题项的高分组和低分组不能区分开，则此测量不能区别

---

① 范柏乃：《政府绩效管理》，复旦大学出版社 2012 年版，第 234 页。

出问卷不同应答者的反应，此时考虑剔除或根据专业修改该题项，借此来提高问卷的质量。

3. 效度分析

效度（validity）是能测量到想要测试内容、特征的程度，表明测试工具究竟多大程度上测量到了真实需要测度到的内容或特征。高效度意味着测量工具所收集的数据信息能够比较有效地得到想要得到的结果，能够比较有效地反映出即将要讨论的问题。效度中经常用的是内容和建构效度。

内容效度（content validity）是测试工具测量到的内容、特征或范围能否涵盖所要研究问题的各个方面，即测试工具内容是否符合要测量的目标或行为构念。如果测量工具内容或范围能达到测量的目的，表示测量工具有良好的内容效度，则研究推论也将有效。若测量工具内容或范围偏离所要研究的问题，表示测量工具内容效度较差或没有效度，则研究推论也将无效。

建构效度（construct validity）表示测量结果所反映得出的结构类型和测量数值间的相符程度如何。在具体测量时，在显著性水平给定的条件下，如果根据理论或已有研究成果等建立的理论假设所编制的问卷得到的调查结果通过了检验，就可以认为此次测试结果比较有效地解释了受访者的理论特质，则表示该问卷具有较好的建构效度。社会科学研究领域中，建构效度检验通常使用因子分析（factor analysis）方法完成。使用因子分析方法可以根据变量间的相关关系来提取变量间的共同因素（common factor），以比较少的层面来代表原来比较复杂的数据结构，从而达到简化数据的目的。一般而言，题项间是否适合因子分析，所判断的标准依据是 KMO 统计检验量和巴特利特球形检验结果，若 KMO 值与 1 越靠近，则变量彼此间的相关性亦越强，即表示变量比较适宜做因子分析（KMO 统计指标值的判断标准如表 4 - 3 所示）。如果巴特利特球形检验值越大，且相应的显著概率值 $P < 0.05$，就表明变量彼此间的相关系数矩阵不是单位矩阵，则意味着此变量比较适合做因子分析，如表 4 - 3 所示。

4. 信度分析

信度（reliability）指针对同样的观察对象，运用同样的测度方法，在不同条件下得到同样观测数据结果的似然性。它反映了多个不同测量

表 4 - 3   **KMO 指标判断标准**

KMO 统计量	因子分析的适应性
>0.90	非常适合因子分析
>0.80	适合因子分析
>0.70	可以进行因子分析
>0.60	勉强能进行因子分析
>0.50	不适合因子分析
<0.50	非常不适合因子分析

资料来源：根据吴明隆《结构方程模型》整理。

结果的稳态性，是衡量测量工具反映被测对象可靠程度的基本指标。换言之，信度表示了测量过程中出现了多少估计测量误差，估计测量误差越大，越难以真实反映出被测对象特征的真实情况。因而，在具体测量过程中，如果减少估计测量误差，测量所得到的真实部分比率则相对得以提高；反之亦然。

信度和效度间构成了必要但非充分条件，较低的信度意味着较低的效度，但较高的信度并不一定代表会有较高的效度。因而一般必须要同时对测量题项进行信度和效度的检验。

对于测量问卷常用克龙巴哈系数（Cronbach α）和折半信度（Split - half - reliability）检验其信度。

第一，克龙巴哈系数（Cronbach α）。此系数最早是由美国的教育家 Lee Cronbach 于 1951 年提出并命名，计算公式为：

$$\alpha = \frac{N}{N-1}\left[1 - \frac{\sum\limits_{i-1}^{N}\sigma^2 x}{\sigma^2 x}\right]$$

式中，N 是问卷所有测量题项的数目，$\sigma^2 x$ 表示问卷中第 N 个测量题项方差。

一般情况下，Cronbach α 系数在 0 和 1 之间，数值越高，问卷就有较高的信度。虽然对于 Cronbach α 的最小接受数值研究界仍存有不同看法，但通常若系数小于 0.6 则认为信度不佳，问卷不能保证有可靠性。在 0.7—0.8 之间表示问卷具有一定的信度，在 0.8—0.9 之间表明问卷具有非常优良的可靠性和稳定性。如果问卷中存有多个层面的题项，则在检验问卷总体 Cronbach α 系数的同时，也必须给出各分层面问卷题项的系数，并且问卷总体 Cronbach α 系数和各分层面的系数应该不低于 0.8 和 0.7，以保证问卷能有效地测量到所要研究的问题。

第二，折半信度系数（Split – half – reliability）。此系数经常用于测量态度或意向式问卷的信度分析中，在测量时将问卷题项随机地分成两组，然后依次计算两组数值，并计算两组间的相关系数，此时的相关系数就是折半信度系数。折半信度系数是基于 Cronbach α 系数基础之上的对问卷内部各测量题项的一致性进行测定的结果，其系数越大，表示问卷具有越高的可靠性。

二　问卷编制与优化

（一）问卷编制

1. 社区公共卫生服务绩效、影响因素测量题项隶属度分析

本书在宁夏的五个地级市拣选了多名管理者和专家学者对之征询意见，所拣选的人员均任职于厅、局级各卫生行政管理机关、疾控、妇幼保健及社区卫生服务机构、高等院校等不同单位，其中部分人承担社区公共卫生的教学科研，部分则直接负责社区公共卫生的管理与服务，拥有社区公共卫生服务扎实的业务功底和履历背景，对社区公共卫生服务的理解亦比较深入，因此具有较强的代表性，征询结果也比较有效。尽管他们对于绩效和影响因素测量指标和题项筛选掺杂了自己的主观考虑，是从自身业务和从业经历出发，然而综合大部分人共同的选择，又避免了这种主观性缺陷，从而转主观为客观。根据隶属度分析结果，修改隶属度得分较低的测量题项，可很大程度提高测量指标的质量（范柏乃，2012）。

本书将前期得出的绩效和影响因素初测指标的各个测量题项，通过现场访谈、专家会议、电话访谈等多种方式，把专家咨询表（见附录1）交由专家，由他们结合自己的业务知识和多年的实践经验，对初步指标进行选择。咨询表采用李克特三分制，1—3 分别表示完全不认可、比较认可和非常认可，向卫生厅、局、中心分管社区公共卫生的领导、管理者及学者共发放专家咨询表37 份，回收总计问卷37 份，有效咨询表达33 份，有效问卷回收率是89.19%，具体专家咨询表的分布特征如表4－4所示。

表 4 - 4　　　　　　　　　　　专家咨询分布特征

项目	分类	所占比例	分布情况
职务	科级正职	25%	集中在处级和科级正职之间
	处级副职	15%	
	处级正职	35%	
	厅局级副职	20%	
	厅局级正职	5%	
职称	正高级	75%	所有专家均具有高级职称
	副高级	25%	
文化程度	博士	10%	全部具有大学以上学历
	硕士	35%	
	大学本科	55%	
工作年限	21 年以上	40%	绝大多数具有 16 年以上的工作经验
	16—20 年	45%	
	11—15 年	15%	
从事工作	卫生行政管理	24%	直接从事社区公共卫生管理的占据大多数，其他专家分布均衡
	社区卫生管理	46%	
	教学或科研	30%	
熟悉程度	非常熟悉	45%	不存在不熟悉社区公共卫生的专家
	比较熟悉	55%	

从咨询表的分布特征来看，专家整体学历水平较高，大多数都有 16 年以上的工作经验，且绝大多数直接管理社区公共卫生，所有专家均对所从事的社区公共卫生服务比较熟悉，因而比较益于对指标做出合理的取舍。

本书将有效咨询表进行了隶属度计算。隶属度的大小表示专家对表中各个测量题项的接受程度，是筛选、检验社区公共卫生服务绩效及影响因素构成要素的重要指标。33 份专家咨询表的隶属度结果如表 4 - 5所示。

表 4 – 5 专家咨询隶属度

题项	隶属度	题项	隶属度	题项	隶属度	题项	隶属度
TR1	0.5	XG1	0.6	ZC1	0.55	**JG1**	0.1
TR2	0.35	XG2	0.5	ZC2	0.3	JG2	0.6
TR3	0.55	**XG3**	0.25	ZC3	0.55	JG3	0.55
TR4	0.55	XG4	0.55	ZC4	0.7	JG4	0.55
TR5	0.4	XG5	0.6	ZC5	0.5	**JG5**	0.2
TR6	0.4	ZZ1	0.6	ZC6	0.55	JG6	0.4
TR7	0.5	ZZ2	0.5	ZC7	0.6	JG7	0.5
YX1	0.1	**ZZ3**	0.15	ZF1	0.55	XW1	0.55
YX2	0.6	ZZ4	0.5	ZF2	0.55	XW2	0.5
YX3	0.7	ZZ5	0.55	ZF3	0.3	XW3	0.5
YX4	0.55	ZZ6	0.35	**ZF4**	0.2	**XW4**	0.2
YX5	0.6	ZZ7	0.35	ZF5	0.45	—	—

上述分析结果显示，测量题项中隶属度低于 0.3 的题项有 7 个，删除这 7 个题项后，剩余的 40 个测量题项的隶属度都达到了 0.3 以上，整体取值介于 0.3—0.7 之间，尽管不同测量题项之间的认可度存在一定的差别，但从整体上认为，这 40 个初选指标均得到了专家的认可，可以进入到下一步问卷修改流程中。

2. 社区公共卫生服务绩效构成要素问卷形成

初步问卷经过前述专家咨询、调整、完善与隶属度分析筛选的基础上，剔除隶属度低于 0.3 的 7 个指标后的剩余的 40 个测量题项形成，共包括两个部分：第一部分为欠发达地区社区公共卫生服务绩效构成要素问卷，共有 15 个测量题项，使用李克特（Likert）五分量表，测量题项的内容如表 4 – 6 所示，测量问卷的详细内容见附录 2。

第二部分为欠发达地区社区公共卫生服务绩效影响因素问卷，共有 25 个测量题项，使用李克特（Likert）五分量表，测量题项的测量内容如表 4 – 7 所示，测量问卷的详细内容见附录 2。

表 4 - 6　　　　　　　　　　　　　　**绩效问卷设计内容**

潜变量	观测变量	简要描述	题项编号及代码
投入 （TR）	业务经费	资金标准符合要求，能保证完成规定项目	Q1 – TR1，Q2 – TR2
	人员经费	人员经费有稳定来源和保障	Q3 – TR3
	公用经费	用于服务开展所需的材料、药品、维护	Q4 – TR4
	经费规划	合理规划使用	Q5 – TR5
	开支控制	资金支出符合规定，开支有控制	Q6 – TR6，Q7 – TR7
运行 （YX）	服务数量	项目数量递增	Q8 – YX2
		服务对象数量	Q9 – YX3
	服务质量	服务质量提升	Q10 – YX4
	覆盖区域	服务覆盖区域	Q11 – YX5
效果 （XG）	控制率	传染病、慢性病控制率提升	Q12 – XG1
	健康改善	服务对居民的健康改善	Q13 – XG2
	健康知晓	健康知识了解	Q14 – XG4
	居民满意	居民满意度	Q15 – XG5

表 4 - 7　　　　　　　　　　　　　**绩效影响因素问卷设计内容**

潜变量	观测变量	简要描述	编号及代码
组织管理 （ZZGL）	工作协调	部门间工作协调配合	Q17 – ZZ1
	职能分工	有能力开展要求的公共卫生服务项目	Q18 – ZZ2
	信息系统	具备基于健康档案的信息系统	Q19 – ZZ4
	机构设置	服务机构网点设置比较合理	Q20 – ZZ5
	调整模式	运行模式的调整	Q21 – ZZ6
	管理激励	管理者有效管理能力	Q22 – ZZ7
资源配置 （ZCLD）	人员配置	工作人员配备较稳定	Q23 – ZC1
	业务培训	人员技术业务培训	Q24 – ZC2
	基础设施	设施装备能适应服务需要	Q25 – ZC3
	服务盲区	基层卫生机构基本不存在服务范围盲区	Q26 – ZC4
	成本测算	服务项目科学测算	Q27 – ZC5
	经费到位	经费在规定的周期内到位	Q28 – ZC6
	重大项目支持	重大公共卫生服务项目技术和设备支持	Q29 – ZC7

续表

潜变量	观测变量	简要描述	编号及代码
支付方式 （ZFFS）	经费拨付	经费拨付额的根据	Q30 – ZF1
	工资水平	工作人员工资适宜	Q31 – ZF2
	合理补偿	合理补偿突发公共卫生费用	Q32 – ZF3
	绩效支付	绩效约束经费支付	Q33 – ZF5
监督约束 （JGJL）	资质审核	工作人员、卫生产品资质审核	Q34 – JG2
	方案制定	服务流程与方案制定	Q35 – JG3
	专项考核	单个项目专项考核	Q36 – JG4
	日常监督	不定期日常监督检查	Q37 – JG6
	结果发布	项目开展结果信息发布	Q38 – JG7
行为改变 （XWGB）	业务要求	工作人员遵循业务要求	Q39 – XW1
	注重引导	注重健康方式引导	Q40 – XW2
	利用者合作	取得服务对象合作	Q41 – XW3

（二）问卷初测

本书使用简便抽样法，选择宁夏医科大学公共卫生学院、管理学院在读的公共卫生硕士学员、部分成人公共卫生本科学员为样本对象实施问卷初测，这些初测人员绝大部分从事公共卫生事业，且有部分学员直接负责社区公共卫生工作。为了进一步保证调查对象符合本问卷设计的要求，在任课老师的协助下，调查了学员的背景情况，只选取符合本问卷调查对象的学员填写，因此初测人员符合本书设计中对受访对象的限定。调查要求受访者按本人的情况或者其所在单位最高领导者的情况填写问卷。此次初测问卷的发放和回收工作由笔者在相关任课老师的帮助下进行。在填写的同时，笔者随机与调查者交流，询问调查者在填写过程中是否存在着题项表达不清晰或异议方面的问题，是否存在难以回答或不愿回答的问题，是否存在可能会对被调查者产生理解偏差方面的问题，并对这些问题逐一进行记录以备后续正式问卷的完善和修改。初测阶段发出问卷127份，回收共计94份，回收率达74%，其中有效问卷82份，有效问卷回收率64.6%。

（三）问卷的优化

本书对初测问卷使用统计工具 SPSS 20.0（Statistical Package for the

Social Science 20.0）对前期回收到的有效问卷进行问卷分析与优化，优化过程分为三个步骤：内部一致性分析、项目分析及最终问卷的探索因子与信度分析检验。在具体分析的过程中，若问卷中有多个层面的分量表，就需要对每个分量表的信度分别进行检验，而不只是测量总体问卷的总信度。本问卷中根据测量内容的不同分为绩效构成要素测量变量和绩效影响因素变量测量两个部分，每个部分根据层面的不同又涉及不同的测量题项，即本部分参与问卷优化的测量题项为40个，其中绩效构成要素变量的测量题项有15个（服务投入7个、服务运行4个、服务效果4个），绩效影响因素变量的测量题项25个（其中组织管理6个、资源配置7个、支付方式4个、监督约束5个、行为改变3个），需要对以上各部分测量表的数据依次进行分析。

1. 内部一致性分析

此部分的分析主要是根据信度系数，剔除先天可靠性不足的测量题项。删去某个测量题项后的信度值表示：该题项删去后，由剩余题项构成的问卷的内部一致性的改变情况，若删除某个测量题项后，新的信度值小于原来的值，则表明问卷题项的内部一致性比较高；反之，表示某个题项和剩下问卷题项的内部一致性不佳。通过删除信度值高于总信度值的某个题项来提升整个问卷的总信度值（Cronbach's Alpha）。具体操作步骤是：首先，计算出问卷的总体信度及剔除某题项后问卷的总体信度。其次，对比两个信度系数，若剔除某题项后的信度系数大于原总体信度系数，则删除该题项；若剔除某个测量题项后，其信度系数值小于原总体信度系数，意味着某测量题项与剩余题项间的内部一致性比较佳，故而保留该题项以提升总体信度系数。重复上述步骤，直到所有的题项剔除后信度系数值全部小于总体信度值为止。此时，还需要观察校正后的项目总相关性，相关性越高，某测量题项与其他题项的内部一致性也越佳。一般情况下，若某个测量变量"校正项总相关值"低于0.5都应该删除该题项，以保证整个问卷 Cronbac 系数符合统计要求。

（1）绩效构成要素变量分析

本部分进行内部一致性分析时，确定的置信区间是95%，模型检测是 Two – Way Mixed，类型设为 consistency，对绩效测量变量根据不同的维度分别对其进行分析。

第一，投入要素。

对投入要素的测量题项第一次检验的结果如表 4-8 所示。

表 4-8 　　　　　　　　　　投入要素的信度检验结果

题项 （Item）	校正项总相关值 （Corrected Item - Total Correlation）	删除该题后的 Cronbanch's Alpha 值 （Cronbanch's Alpha if item deleted）
Q1	0.643	0.829
Q2	0.507	0.847
Q3	0.742	0.813
Q4	0.541	0.843
Q5	0.321	**0.866**
Q6	0.704	0.819
Q7	0.826	0.797
Cronbanch's Alpha		0.853
基于标准化的 Cronbachs Alpha		0.844

从表 4-8 可知，投入要素的 7 个测量题项内部一致性系数 Cronbach α 是 0.853，对之标准化后内部一致性系数值为 0.844，大于 0.8，根据前述的判断标准，剔除题项 Q5 将有助于改善整体问卷的信度值。

对投入要素剩余的 6 个测量题项进行二次检验分析，结果如表 4-9 所示。

表 4-9 　　　　　　　　　　投入要素信度检验结果

题项 （Item）	校正项总相关值 （Corrected Item - Total Correlation）	删除该题后的 Cronbanch's Alpha 值 （Cronbanch's Alpha if item deleted）
Q1	0.665	0.843
Q2	0.481	**0.871**
Q3	0.738	0.829
Q4	0.554	0.861
Q6	0.707	0.835
Q7	0.829	0.810
Cronbanch's Alpha		0.866
基于标准化的 Cronbachs Alpha		0.862

　　从表 4 - 9 可知，测量投入要素 6 个测量题项的 Cronbach α 为 0.866，将其标准化后 Cronbach α 为 0.862，剔除题项 Q2 有助于改善整体问卷的信度值。

　　对投入要素剩余的 5 个测量题项进行第三次检验，结果如表 4 - 10 所示。

表 4 - 10　　　　　　　　　投入要素信度检验

题项 （Item）	校正项总相关值 （Corrected Item - Total Correlation）	删除该题后的 Cronbach's Alpha 值 （Cronbanch's Alpha if item deleted）
Q1	0.625	0.861
Q3	0.730	0.836
Q4	0.578	0.871
Q6	0.712	0.840
Q7	0.848	0.803
Cronbanch's Alpha		0.871
基于标准化的 Cronbachs Alpha		0.869

　　由表 4 - 10 可知，测量投入要素的 5 个题项 Cronbach α 系数为 0.871，标准化后系数为 0.869，大于 0.8 比较适合做因子分析，且各个测量题项间"校正项总相关值"都大于 0.5，因此根据分析结果，参考检验标准，测量题项对投入要素这一潜变量具有比较好的可靠性，因此这 5 个题项可以进入后续的分析中。

　　第二，运行要素。

　　对运行要素的 4 个测量题项进行检验，结果如表 4 - 11 所示。

表 4 - 11　　　　　　　　　运行要素信度检验

题项 （Item）	校正项总相关值 （Corrected Item - Total Correlation）	删除该题后的 Cronbach's Alpha 值 （Cronbanch's Alpha if item deleted）
Q8	0.677	0.871
Q9	0.824	0.802
Q10	0.804	0.811
Q11	0.653	0.870
Cronbanch's Alpha		0.875
基于标准化的 Cronbachs Alpha		0.879

由表 4 - 11 可知, 测量运行要素的 4 个测量题项其系数为 0.875,
标准化后为 0.879, 远大于 0.7, 而各个测量变量的"校正项总相关
值"都大于 0.5。故测量题项对于服务运行要素这个潜变量具有比较好
的可靠性, 可以进入后续的因子分析中。

第三, 效果要素。

对效果要素的 4 个测量题项进行检验分析, 结果如表 4 - 12 所示。

表 4 - 12   效果要素信度检验

题项 (Item)	校正项总相关值 (Corrected Item - Total Correlation)	删除该题后的 Cronbach's Alpha 值 (Cronbanch's Alpha if item deleted)
Q12	0.727	0.797
Q13	0.761	0.781
Q14	0.691	0.812
Q15	0.606	0.847
Cronbanch's Alpha		0.852
基于标准化的 Cronbachs Alpha		0.853

由表 4 - 12 可知, 测量效果要素的 4 个题项的 Cronbach's Alpha
系数为 0.852, 标准化后为 0.853, 大于 0.7, 而各个测量变量的"校
正项总相关值"都大于 0.5。故测量题项对于效果要素这个潜变量具有
比较好的可靠性, 可以进入后续的因子分析中。

(2) 绩效影响因素变量分析

第一, 组织管理。

对潜变量组织管理的 6 个测量题项进行第一次检验分析, 结果如表
4 - 13 所示。

表 4 - 13   组织管理分析结果

题项 (Item)	校正项总相关值 (Corrected Item - Total Correlation)	删除该题后的 Cronbach's Alpha 值 (Cronbanch's Alpha if item deleted)
Q17	0.723	0.765
Q18	0.645	0.781
Q19	0.442	**0.824**

续表

题项 （Item）	校正项总相关值 （Corrected Item - Total Correlation）	删除该题后的 Cronbach's Alpha 值 （Cronbanch's Alpha if item deleted）
Q20	0.696	0.774
Q21	0.448	**0.827**
Q22	0.625	0.787
Cronbanch's Alpha		0.822
基于标准化的 Cronbachs Alpha		0.828

　　由表 4-13 可知，潜在变量组织管理的 6 个测量题项的 Cronbach α 系数 0.822，标准化题项后内部一致性系数为 0.828，大于 0.8，但根据前述的判断标准，应该剔除题项 Q19 和 Q21，以改善整体问卷的信度值。

　　删除题项 Q19 和 Q21 后，对剩余 4 个题项再进行第二次检验分析，结果如表 4-14 所示。

表 4-14　　　　　　　　　组织管理变量分析结果

题项 （Item）	校正项总相关值 （Corrected Item - Total Correlation）	删除该题后的 Cronbach's Alpha 值 （Cronbanch's Alpha if item deleted）
Q17	0.657	0.794
Q18	0.664	0.792
Q20	0.732	0.763
Q22	0.613	0.813
Cronbanch's Alpha		0.835
基于标准化的 Cronbachs Alpha		0.836

　　由表 4-14 可知，潜在变量组织管理的 4 个题项的 Cronbach α 系数为 0.835，标准化后为 0.836，大于 0.7，且各个测量变量的"校正项总相关值"都大于 0.5。故测量题项对于组织管理这个潜变量具有比较好的可靠性，可以进入后续的因子分析中。

　　第二，资源配置。

　　对潜在变量资源配置的 7 个测量题项进行第一次检验，结果如表

4 – 15所示。

表 4 – 15　　　　　　　　　资源配置变量分析结果

题项 （Item）	校正项总相关值 （Corrected Item – Total Correlation）	删除该题后的 Cronbach's Alpha 值 （Cronbanch's Alpha if item deleted）
Q23	0.826	0.846
Q24	0.711	0.861
Q25	0.734	0.859
Q26	0.822	0.846
Q27	0.656	0.868
Q28	0.779	0.852
Q29	0.201	**0.918**
Cronbanch's Alpha		0.883
基于标准化的 Cronbachs Alpha		0.880

由表 4 – 15 可知，潜变量资源配置的 7 个题项的 Cronbach α 系数为 0.883，标准化后为 0.880，大于 0.7，根据前述的判断标准，应该剔除题项 Q29，改善整体问卷的信度值。删除题项 Q29，对剩余 6 个题项再进行第二次检验分析，结果如表 4 – 16 所示。

表 4 – 16　　　　　　　　　资源配置变量分析

题项 （Item）	校正项总相关值 （Corrected Item – Total Correlation）	删除该题后的 Cronbach's Alpha 值 （Cronbanch's Alpha if item deleted）
Q23	0.809	0.897
Q24	0.738	0.907
Q25	0.748	0.906
Q26	0.821	0.895
Q27	0.681	0.914
Q28	0.806	0.898
Cronbanch's Alpha		0.918
基于标准化的 Cronbachs Alpha		0.918

由表 4-16 可知，潜在变量资源配置的 6 个题项的 Cronbach α 系数为 0.918，标准化后为 0.918，大于 0.7，且各个测量变量的"校正项总相关值"都大于 0.5。故测量题项对于资源配置这个潜在变量具有比较好的可靠性，可以进入后续的因子分析中。

第三，支付方式。

对潜在变量支付方式的 4 个测量题项进行检验分析，结果如表 4-17 所示。

表 4-17 支付方式变量信度检验

题项 （Item）	校正项总相关值 （Corrected Item - Total Correlation）	删除该题后的 Cronbach's Alpha 值 （Cronbanch's Alpha if item deleted）
Q30	0.752	0.827
Q31	0.761	0.824
Q32	0.706	0.846
Q33	0.691	0.852
Cronbanch's Alpha		0.873
基于标准化的 Cronbachs Alpha		0.873

由表 4-17 可知，测量支付方式的 4 个题项的内部一致性系数为 0.873，大于 0.7，而各个测量变量的"校正项总相关值"都大于 0.5。故测量题项对于支付方式这个潜在变量具有比较好的可靠性，可以进入后续的因子分析中。

第四，监督约束。

对潜在变量监督约束的 5 个测量题项进行检验分析，结果如表 4-18 所示。

表 4-18 监督约束变量信度检验

题项 （Item）	校正项总相关值 （Corrected Item - Total Correlation）	删除该题后的 Cronbach's Alpha 值 （Cronbanch's Alpha if item deleted）
Q34	0.701	0.854
Q35	0.637	0.872
Q36	0.786	0.837

续表

题项 (Item)	校正项总相关值 (Corrected Item – Total Correlation)	删除该题后的 Cronbach's Alpha 值 (Cronbanch's Alpha if item deleted)
Q37	0.656	0.864
Q38	0.794	0.832
Cronbanch's Alpha		0.878
基于标准化的 Cronbachs Alpha		0.882

　　由表 4 – 18 可知，测量监督约束的 5 个题项的内部一致性系数标准化后为 0.882，大于 0.7，且各个测量变量的"校正项总相关值"都大于 0.5。故测量题项对于监督约束这个潜在变量具有比较好的可靠性，可以进入后续的因子分析中。

　　第五，行为改变。

　　对潜在变量行为改变的 3 个测量题项进行检验分析，结果如表 4 – 19 所示。

表 4 – 19　　　　　　　　行为改变变量信度检验

题项 (Item)	校正项总相关值 (Corrected Item – Total Correlation)	删除该题后的 Cronbach's Alpha 值 (Cronbanch's Alpha if item deleted)
Q39	0.743	0.841
Q40	0.804	0.789
Q41	0.739	0.844
Cronbanch's Alpha		0.875
基于标准化的 Cronbachs Alpha		0.877

　　由表 4 – 19 可知，测量潜在变量行为改变的 3 个题项的内部一致性 Cronbach α 系数为 0.875，标准化后为 0.877，均大于 0.7，且各个测量变量的"校正项总相关值"都大于 0.5。故测量题项对于行为改变这个潜在变量具有比较好的可靠性，可以进入后续的因子分析中。

　　2. 项目分析

　　(1) 绩效构成要素项目分析表

　　对测量绩效潜在变量的 13 个测量题项再进行项目分析，结果如表

4 – 20 所示。

　　根据上述判断标准，表 4 – 20 绩效构成要素的 13 个测量题项中，高分组和低分组在总体上表现为显著性差异，即总误差主要来自组间误差，而不是组内误差，且两组总方差也显著性差异。另外，T 检验的高低分组的不同测量题项的平均值也有着显著差异（P < 0.05），表明各测量题项均通过了鉴别度要求，能够鉴别出不同的调查者的反应程度，而且 95% 的置信区间中各测量题项中均不包含 0，表明高、低分组的平均值差异性显著。进一步将各测量题项的 CR 值整理得到表 4 – 21。

表 4 – 20　　　　　　　　绩效测量题项高低组独立样本 T 检验

		方差相等 Levene 检验		均值相等的 T 检验						
		F	Sig.	T	Df	Sig.（双侧）	均值差异	标准误差值	差异的95%置信区间	
									下限	下限
Q1	假设方差相等	3.928	0.051	5.823	80	0.000	1.306	0.224	0.860	1.752
	假设方差不相等			5.047	29.654	0.000	1.306	0.259	0.777	1.835
Q3	假设方差相等	0.005	0.947	9.182	0.80	0.000	1.914	0.208	1.499	2.328
	假设方差不相等			9.102	36.823	0.000	1.914	0.210	1.488	2.340
Q4	假设方差相等	0.404	0.527	5.662	80	0.000	1.279	0.226	0.829	1.728
	假设方差不相等			5.693	37.816	0.000	1.279	0.225	0.824	1.734
Q6	假设方差相等	0.798	0.375	8.322	80	0.000	1.820	0.219	1.385	2.255
	假设方差不相等			7.007	28.531	0.000	1.820	0.260	1.288	2.351
Q7	假设方差相等	6.369	0.014	8.496	80	0.000	2.008	0.236	1.537	2.478
	假设方差不相等			10.874	66.046	0.000	2.008	0.185	1.639	2.376
Q8	假设方差相等	1.488	0.226	4.542	80	0.000	1.323	0.291	0.743	1.902
	假设方差不相等			5.029	46.373	0.000	1.323	0.263	0.793	1.852
Q9	假设方差相等	27.378	0.000	5.641	80	0.000	1.339	0.237	0.867	1.812
	假设方差不相等			8.036	79.391	0.000	1.339	0.167	1.008	1.671
Q10	假设方差相等	20.927	0.000	5.226	80	0.000	1.248	0.239	0.773	1.724
	假设方差不相等			7.239	77.136	0.000	1.248	0.172	0.905	1.592
Q11	假设方差相等	0.400	0.529	2.429	80	0.017	0.570	0.235	0.103	1.036
	假设方差不相等			2.589	42.600	0.013	0.570	0.220	0.126	1.014

续表

		方差相等 Levene 检验		均值相等的 T 检验					差异的95% 置信区间	
		F	Sig.	T	Df	Sig.（双侧）	均值差异	标准误差值	下限	下限
Q12	假设方差相等	6.737	0.011	3.973	80	0.000	0.994	0.250	0.496	1.492
	假设方差不相等			4.889	59.997	0.000	0.994	0.203	0.587	1.401
Q13	假设方差相等	3.279	0.074	3.073	80	0.003	0.752	0.245	0.265	1.238
	假设方差不相等			3.625	53.995	0.001	0.752	0.207	0.336	1.167
Q14	假设方差相等	5.648	0.020	3.817	80	0.000	0.920	0.241	0.440	1.399
	假设方差不相等			4.344	49.479	0.000	0.920	0.212	0.494	1.345
Q15	假设方差相等	0.801	0.373	4.225	80	0.000	0.809	0.191	0.428	1.190
	假设方差不相等			4.536	43.264	0.000	0.809	0.178	0.449	1.169

表 4 –21   绩效构成要素测量题项 CR 值

题项编号	CR 值	题项编号	CR 值
Q1	5.823	Q10	5.226
Q3	9.182	Q11	2.429
Q4	5.662	Q12	3.973
Q6	8.322	Q13	3.073
Q7	8.496	Q14	3.817
Q8	4.542	Q15	4.225
Q9	5.641	—	—

表 4 –21 中全部题项 CR 值均达到显著性水平（P < 0.001），表明本书所设计的问卷具有足够的鉴别度，因此全部的测量题项都保留不删除。

（2）绩效影响因素变量项目分析表

对测量绩效影响因素变量的 22 个测量题项进行项目分析，结果如表 4 –22 所示。

表 4 - 22　　　　　　　　影响因素测量题项高低组独立样本 T 检验

		等方差 Levene 检验		等均值 T 检验						
		F	Sig.	T	df	Sig.（双侧）	均值差异	标准误差值	差异 95% 置信区 下限	上限
Q17	假设方差相等	3.357	0.071	5.077	80	0.000	1.070	0.211	0.651	1.489
	假设方差不相等			6.140	62.722	0.000	1.070	0.174	0.722	1.418
Q18	假设方差相等	0.175	0.676	6.655	80	0.000	1.374	0.207	0.963	1.785
	假设方差不相等			6.942	43.935	0.000	1.374	0.198	0.975	1.773
Q20	假设方差相等	0.063	0.802	7.278	80	0.000	1.280	0.176	0.930	1.630
	假设方差不相等			8.242	53.263	0.000	1.280	0.155	0.969	1.591
Q22	假设方差相等	10.681	0.002	6.805	80	0.000	1.298	0.191	0.918	1.677
	假设方差不相等			8.082	59.952	0.000	1.298	0.161	0.977	1.619
Q23	假设方差相等	14.183	0.000	7.257	80	0.000	1.530	0.211	1.110	1.949
	假设方差不相等			8.908	65.004	0.000	1.530	0.172	1.187	1.873
Q24	假设方差相等	0.501	0.481	5.156	80	0.000	1.133	0.220	0.696	1.571
	假设方差不相等			4.966	37.333	0.000	1.133	0.228	0.671	1.596
Q25	假设方差相等	5.874	0.018	5.272	80	0.000	1.109	0.210	0.690	1.528
	假设方差不相等			6.531	66.443	0.000	1.109	0.170	0.770	1.448
Q26	假设方差相等	1.562	0.215	7.804	80	0.000	1.599	0.205	1.191	2.007
	假设方差不相等			9.963	71.038	0.000	1.599	0.161	1.279	1.919
Q27	假设方差相等	11.127	0.001	7.606	80	0.000	1.455	0.191	1.075	1.836
	假设方差不相等			6.450	30.285	0.000	1.455	0.226	0.995	1.916
Q28	假设方差相等	0.104	0.747	5.125	80	0.000	1.239	0.242	0.758	1.721
	假设方差不相等			5.402	44.972	0.000	1.239	0.229	0.777	1.702
Q30	假设方差相等	2.400	0.125	7.657	80	0.000	1.274	0.166	0.943	1.605
	假设方差不相等			6.895	33.187	0.000	1.274	0.185	0.898	1.650
Q31	假设方差相等	1.966	0.165	4.445	80	0.000	0.883	0.199	0.488	1.278
	假设方差不相等			4.027	33.512	0.000	0.883	0.219	0.437	1.329
Q32	假设方差相等	1.025	0.314	6.998	80	0.000	1.223	0.175	0.875	1.571
	假设方差不相等			6.515	35.103	0.000	1.223	0.188	0.842	1.604
Q33	假设方差相等	1.870	0.175	5.516	80	0.000	1.042	0.189	0.666	1.418
	假设方差不相等			4.849	31.951	0.000	1.042	0.215	0.604	1.480

续表

		等方差 Levene 检验		等均值 T 检验							
		F	Sig.	T	df	Sig.（双侧）	均值差异	标准误差值	差异95% 置信区	
									下限	上限
Q34	假设方差相等	0.559	0.457	5.391	80	0.000	1.169	0.217	0.738	1.601
	假设方差不相等			5.309	38.970	0.000	1.169	0.220	0.724	1.615
Q35	假设方差相等	0.629	0.430	4.407	80	0.000	1.058	0.240	0.580	1.536
	假设方差不相等			4.067	34.573	0.000	1.058	0.260	0.530	1.587
Q36	假设方差相等	0.053	0.819	5.592	80	0.000	1.022	0.183	0.658	1.386
	假设方差不相等			5.530	39.296	0.000	1.022	0.185	0.648	1.396
Q37	假设方差相等	8.396	0.005	6.498	80	0.000	1.242	0.191	0.862	1.623
	假设方差不相等			5.437	29.729	0.000	1.242	0.229	0.776	1.709
Q38	假设方差相等	7.177	0.009	4.290	80	0.000	0.912	0.212	0.489	1.334
	假设方差不相等			3.696	30.994	0.001	0.912	0.247	0.409	1.415
Q39	假设方差相等	0.003	0.953	6.169	80	0.000	1.239	0.201	0.840	1.639
	假设方差不相等			6.284	41.754	0.000	1.239	0.197	0.841	1.638
Q40	假设方差相等	0.210	0.648	6.044	80	0.000	1.109	0.184	0.744	1.474
	假设方差不相等			6.251	43.130	0.000	1.109	0.177	0.751	1.467
Q41	假设方差相等	0.002	0.967	7.045	80	0.000	1.326	0.188	0.952	1.701
	假设方差不相等			7.330	43.684	0.000	1.326	0.181	0.962	1.691

同上所述，绩效影响因素的 22 个测量题项均通过了鉴别度要求，且高低分组间的平均值存在显著性差异，进一步将各题项的 CR 值整理得到表 4 - 23，全部题项 CR 值均达到显著性水平（P＜0.001），表明能够区分出不同被试者的反应程度，因此全部题项均予以保留。

表 4 - 23　　　　　　　　影响因素测量题项 CR 值

题项编号	CR 值	题项编号	CR 值	题项编号	CR 值
Q17	5.077	Q27	7.606	Q36	5.592
Q18	6.655	Q28	5.125	Q37	6.498
Q20	7.278	Q30	7.657	Q38	4.290
Q22	6.805	Q31	4.445	Q39	6.169

续表

题项编号	CR 值	题项编号	CR 值	题项编号	CR 值
Q23	7.257	Q32	6.998	Q40	6.044
Q24	5.156	Q33	5.516	Q41	7.045
Q25	5.272	Q34	5.391	—	—
Q26	7.804	Q35	4.407	—	—

3. 优化后最终问卷的效度与信度分析

研究中使用的问卷分为两个层面：绩效构成要素和绩效影响因素，每个层面又分别涉及不同的测量题项，由于本节第二部分已经对每个小量表分别进行了效度与信度分析，因而此部分只分别对绩效和影响因素两个层面的大量表进行分析。

（1）效度分析

本部分的效度分析采用最常用的内容及其建构效度分析。

第一，内容效度，它主要是衡量问卷内容或题项的适用性与代表性如何。能否达到想要测量的目的，较高的内容效度代表问卷能涵盖所要研究问题的各个方面；反之则效度较低或没有效度。

本书在构造绩效构成要素及影响因素潜变量时，一方面使用文献综述的方法，大量阅读并凝练国内外学者相关研究成果的基础上，借鉴理论与实践的前提下形成了研究中使用的原始问卷。另一方面在本问卷进入正式调查环节之前，笔者与有关专家学者、政府官员和基层负责人进行了较深入的访谈，并对问卷进行评测，形成了问卷隶属分析表，根据专家意见增加删除、修改能或不能较好地反映社区公共卫生服务绩效的变量指标，并对问卷做出修改后，选定人群对原始问卷进行了初测，然后再对初测问卷涉及语义不清的题项进行了调整，以达到所描述的测量题项能更准确和更通俗地表述出来。由此，在经过上述流程和方法的检验后确保了本书所使用的正式问卷具有较好的内容效度。

第二，建构效度，使用因子分析的方法进行检验，即通过抽样适当性检验（Kaiser – Meyer – Olkin measure of sampling adequacy，KMO）值及得到的累积贡献率及因子载荷系数值来判断效度的大小。

首先对绩效构成要素潜变量分析，KMO 系数如表 4 – 24 所示。

表 4 - 24   优化后的绩效构成要素效度

Kaiser – Meyer – Olkin 值		0.815
Bartlett 球形检验	近似卡方	765.536
	Df	78
	Sig.	0.000

由表 4 - 24 可知, 优化后的绩效构成要素潜变量 KMO 值为 0.815, 比较接近 1 (通常认为, KMO 值越靠近数值 1, 表示变量间相关性越强, 也越适宜后续的因子分析), 且大于下限值 0.8, 球形检验 (Bartlett's) 的显著性小于 0.001, 表明绩效构成要素各测量变量间的相关系数与单位矩阵有着显著性差异, 问卷的检验结果表明适宜做因子分析, 各测量变量的数据可以进入后续的分析中。

进一步对优化后的绩效构成要素潜变量进行探索性因素分析得到的结果如表 4 - 25、表 4 - 26 所示。

表 4 - 25   优化后绩效构成要素主成分解释总变异量

因子	初始特值			提取平方和载荷			旋转平方和载荷		
	总计	方差占比 (%)	累积占比 (%)	合计	方差占比 (%)	累积占比 (%)	合计	方差占比 (%)	累积占比 (%)
1	5.941	45.700	45.700	5.941	45.700	45.700	3.426	26.355	26.355
2	2.301	17.701	63.402	2.301	17.701	63.402	3.322	25.555	51.910
3	1.352	10.404	73.805	1.352	10.404	73.805	2.846	21.895	73.805
4	0.731	5.621	79.426						

表 4 - 26   优化后绩效变量旋转成分矩阵

	公因子		
	1	**2**	**3**
Q1	**0.769**	- 0.003	0.064
Q3	**0.809**	0.080	0.249
Q4	**0.643**	0.471	- 0.103
Q6	**0.795**	0.145	0.121
Q7	**0.896**	0.134	0.197

续表

	公因子		
	1	2	3
Q8	0.237	−0.017	**0.884**
Q9	0.311	0.487	**0.698**
Q10	0.321	0.441	**0.705**
Q11	−0.105	0.377	**0.752**
Q12	0.180	**0.746**	0.293
Q13	0.124	**0.919**	0.008
Q14	0.123	**0.736**	0.461
Q15	0.051	**0.733**	0.289

由表 4-25 可以看出，优化后的绩效构成要素的各测量变量可以抽取到三个主成分，即可以得到三个公因子，三个公因子的解释能力依次为 45.7%、17.701%、10.404%，三个公因子累积方差解释量为 73.805%，从第四个公因子开始越来越小，因此可以忽视。从表 4-26 旋转成分矩阵中可以看出，在以因素载荷量大于 0.5 为标准进行选取题项时，依然可以看出，每个公因子所包含的测量题项与本书根据理论分析得出的结果均分别归属在同一个维度内。因此，结合效度与探索性因素分析的结果来看，优化后的绩效构成要素变量问卷所包含的测量题项与本书理论分析的结果比较契合，可以作为正式问卷使用。

然后对绩效影响因素变量进行分析，KMO 系数如表 4-27 所示。

表 4-27　　　　　　　　优化后的影响因素变量效度

Kaiser – Meyer – Olkin 度		0.886
Bartlett 球形检验值	近似卡方值	1389.978
	Df	231
	Sig.	0.000

同上，表 4-27 显示优化后的绩效影响因素的 KMO 值为 0.886，接近 1，且大于下限值 0.8，Bartlett's 球形检验的显著性小于 0.001，表明绩效影响因素观察变量间的相关系数与单位矩阵有着显著性差异，

绩效影响因素的问卷检验结果适合做因子分析，各测量变量的数据可以进入后续的分析中。

进一步对优化后的绩效影响因素变量进行探索性因素分析得到的结果如表4-28、表4-29所示。

表4-28 优化后影响因素变量主成分解释总变异量

因子	初始特值			提取平方和载荷			旋转平方和载荷		
	总计	方差占比（%）	累积占比（%）	合计	方差占比（%）	累积占比（%）	合计	方差占比（%）	累积占比（%）
1	10.622	48.280	48.280	10.622	48.280	48.280	4.248	19.309	19.309
2	2.149	9.768	58.047	2.149	9.768	58.047	3.319	15.085	34.395
3	1.493	6.788	64.835	1.493	6.788	64.835	3.217	14.621	49.016
4	1.330	6.044	70.879	1.330	6.044	70.879	3.146	14.301	63.317
5	1.058	4.809	75.688	1.058	4.809	75.688	2.722	12.371	75.688
6	0.741	3.368	79.056						

表4-29 优化后影响因素变量旋转成分矩阵

	公因子				
	1	2	3	4	5
Q17	0.194	0.188	0.303	**0.712**	0.008
Q18	0.172	0.071	0.024	**0.796**	0.347
Q20	0.330	0.235	0.088	**0.712**	0.144
Q22	0.451	0.125	0.376	**0.544**	0.114
Q23	**0.693**	0.243	0.302	0.282	0.210
Q24	**0.764**	0.116	0.065	0.056	0.446
Q25	**0.692**	0.305	0.159	0.370	0.003
Q26	**0.718**	0.263	0.189	0.370	0.228
Q27	**0.536**	0.247	-0.030	0.462	0.276
Q28	**0.853**	0.071	0.177	0.191	0.106
Q30	0.168	**0.749**	0.240	0.272	0.190
Q31	0.262	**0.775**	0.391	-0.016	0.021
Q32	0.214	**0.748**	0.164	0.302	0.010
Q33	0.095	**0.767**	0.190	0.137	0.281

续表

	公因子				
	1	2	3	4	5
Q34	0.293	0.389	**0.577**	0.099	0.255
Q35	0.406	0.414	**0.573**	−0.060	0.150
Q36	0.261	0.201	**0.775**	0.380	0.104
Q37	−0.140	0.331	**0.614**	0.298	0.417
Q38	0.137	0.242	**0.855**	0.086	0.163
Q39	0.358	0.209	0.128	0.080	**0.783**
Q40	0.115	0.125	0.233	0.191	**0.859**
Q41	0.381	0.081	0.270	0.342	**0.649**

由表 4-28 可以看出，优化后的绩效影响因素变量可以抽取 5 个主成分，即可以得到 5 个公因子，五个公因子的解释能力依次为 48.280%、9.768%、6.788%、6.044%、4.809%，五个公因子累积方差解释量为 75.688%，从第六个公因子开始越来越小，因此可以忽视。由表 4-29 旋转的主成分矩阵可以看出：以因素载荷量大于 0.5 为标准选取测量题项时，依然可以看出，每个公因子所包含的测量题项与本书根据理论分析得出的结果均分别归属在同一个维度内。因此，结合效度与探索性因素分析的结果来看，优化后的绩效影响因素问卷所包含的测量题项与本书理论分析的结果契合得比较好，可以作为正式问卷使用。

（2）信度分析

由于绩效构成要素问卷涉及 13 个题项，绩效影响因素涉及 22 个题项，因此分析时不仅需要给出总量表的信度系数，而且还需要给出各个测量层面的信度系数。问卷信度采用"Cronbach α 系数"结合"折半信度系数"（Split-half-reliability）来综合反映。"Cronbach α 系数"和"折半信度系数"值分别如表 4-30、表 4-31、表 4-32 所示。

第一，绩效构成要素问卷信度分析。

对经过前面优化后的最终绩效构成要素问卷进行信度检验分析结果如表 4-30 所示。

表 4 - 30   优化后的绩效问卷信度检验

题项（Item）	校正项总相关值 （Corrected Item - Total Correlation）	删除该题后的 Cronbach's Alpha 值 （Cronbanch's Alpha if item deleted）
Q1	0.431	0.897
Q3	0.615	0.889
Q4	0.544	0.892
Q6	0.568	0.891
Q7	0.678	0.886
Q8	0.528	0.894
Q9	0.791	0.880
Q10	0.770	0.882
Q11	0.490	0.894
Q12	0.622	0.889
Q13	0.530	0.893
Q14	0.663	0.887
Q15	0.589	0.891
Cronbanch's Alpha		0.897
基于标准化的 Cronbachs Alpha		0.898

通常，如果删去某一测量题项后，Cronbach α 系数值比原有的值变大，表明该测量题项与其他测量题项之间的内部一致性不佳，此时可以考虑删去这个测量题项，以提高层面的内部一致性；相反，如果删去某一个测量题项后的 Cronbach α 系数比原有的值减小，表明删去该题项将使得层面的内部一致性减弱，因此应该保留该测量题项。

由表 4 - 30 可知，绩效新问卷的总信度 Cronbach α 系数是 0.897，大于 0.8，超过了问卷信度系数要求的下限值 0.8，结合前面对各小量表的信度系数结果发现，总信度系数均大于各小量表的 Cronbach α 系数，各测量题项校正总相关值也均大于 0.5，与层面之间具有中度或以上的相关，各层面的优化后所包含的测量题项均不宜删除。因此，优化后形成的最终绩效构成要素问卷具有非常好的信度，各题项之间的内部一致性也比较佳。

第二，绩效影响因素问卷信度分析。

对经过前面优化后的绩效影响因素的最终问卷进行信度检验分析结

果如表 4 – 31 所示。

表 4 – 31　　　　　优化后的影响因素问卷信度检验

题项（Item）	校正项总相关值 （Corrected Item – Total Correlation）	删除该题后的 Cronbach's Alpha 值 （Cronbanch's Alpha if item deleted）
Q17	0.590	0.947
Q18	0.566	0.947
Q20	0.645	0.946
Q22	0.703	0.945
Q23	0.783	0.944
Q24	0.646	0.946
Q25	0.702	0.945
Q26	0.803	0.944
Q27	0.652	0.946
Q28	0.653	0.946
Q30	0.680	0.946
Q31	0.615	0.946
Q32	0.611	0.946
Q33	0.600	0.947
Q34	0.684	0.945
Q35	0.641	0.946
Q36	0.738	0.945
Q37	0.582	0.947
Q38	0.609	0.946
Q39	0.630	0.946
Q40	0.584	0.947
Q41	0.717	0.945
Cronbanch's Alpha		0.948
基于标准化的 Cronbachs Alpha		0.948

　　原理同上，表 4 – 31 表明，绩效影响因素最终问卷的总信度 Cronbach α 系数是 0.948，大于 0.8，超过了总问卷信度系数要求的下限值 0.8，结合前面对各小量表的信度系数结果发现，总信度系数均大于各

小量表的 Cronbach α 系数，各题项校正总相关值也均大于 0.5，与层面之间具有中度或以上的相关，各层面的优化后所包含的测量题项均不宜删除。因此，优化后的绩效影响因素最终问卷具有非常好的信度，各测量题项之间的内部一致性也比较佳。

表 4 - 32   问卷的折半信度系数

问卷的总体折半信度系数 = 0.901	
层面	折半信度系数
绩效	0.855
绩效影响因素	0.925

观察表 4 - 32 数据发现，问卷总体与各层面的折半信度值与 Cronbach α 值基本保持一致，都得到了比较高的系数数值，表明优化后的新问卷具有良好的信度，适合用于正式调查时使用。

第五章 假设检验与模型修正

本章以第三章构建的绩效结构模型、绩效与影响因素关系模型为基础，利用样本地区数据，对模型和理论假设进行实证检验。首先，本章对概念模型和研究假设检验的总体思路与检验方法做简单的介绍；其次，以第四章形成的正式问卷获取本章实证检验所需要的数据，并对测量问卷的信度、效度进行检验分析；最后，通过结构方程模型（SEM）的方法对参数估计、拟合优度评判，并根据理论与实践情况对模型进行修正，以验证本书第三章中所提出的概念模型和研究假设。

第一节 检验思路与方法

一 检验思路

（一）总体流程

本章的思路如图 5 – 1 所示。

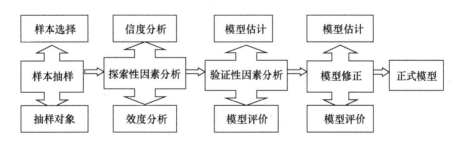

图 5 – 1 本章研究假设检验总流程

首先根据第三章构建的理论概念模型，抽取符合研究要求的样本地区及样本容量，在对新一轮调查数据进行信度、效度的探索分析后，从模型估计、模型评价方面实证验证概念模型，根据相关理论对模型进行修正，修正后绩效结构模型、绩效与影响因素关系模型的各个变量均符合统计要求，绩效与影响因素间的路径系数也通过了统计检验，最终检验通过前期构建的模型：欠发达地区社区公共卫生服务绩效结构模型、社区公共卫生服务绩效与影响因素关系模型。

（二）样本选择

本书研究对象的区位界定在欠发达地区，在实际选取研究样本时，考虑样本的可接触性，选择宁夏为样本地区，主要是基于以下三点：

第一，区域经济、社会发展水平方面在欠发达地区具有代表性。从全国范围来看，宁夏经济、社会发展同其他欠发达地区一样，具有经济发展落后、城乡二元经济结构、硬件环境条件差、机制不活、文化信息保守闭塞、科教文卫发展弱、少数民族聚居、资源富饶但开发利用不高等共同的特征。但是，从欠发达地区的区域经济、社会发展综合水平上来看，2000 年至 2013 年，宁夏在区域经济发展水平上基本处于西部十二省的中上游水平。[①] 而据我国各省社会发展与民生指数（DLI）十三年的统计监测显示，欠发达地区平均指数是 45.28%，宁夏是 42.39%，位于欠发达地区的第七名，平均指数年均增长 4.52%，亦处于中等水平。[②] 由此可以看出，无论是单独从经济发展还是社会综合发展水平来衡量，宁夏均处于欠发达地区的中等发展水平。故此，宁夏相比其他欠发达地区而言都具有比较强的同构性，但就区域经济、社会发展水平方面而言又处在其中间水平，可代表欠发达地区的平均水平，因此以宁夏为样本展开研究，其研究结果可以在欠发达地区各省份间具有相互参考的意义。

第二，在卫生事业发展方面具有代表性。宁夏作为欠发达地区，所面临的公共卫生问题在我国欠发达地区具有普遍性，即长期面临着卫生投入不足、资源配置不均衡、技术水平不高、使用效率低下、居民健康素养水平低、卫生环境问题严重等一系列的问题。但是，与其他欠发达地区相比，宁夏在全国率先进行了多项卫生改革和试点，使其在医疗卫

---

① 据中国统计年鉴相关数据显示，2000 年至 2013 年期间，宁夏与西部其他省份相比，人均国内生产总值始终处于中游偏上的水平，其中 2013 年人均国内生产总值是 40173.67 元，在西部 12 个省份中位居第四名。

② 国家统计局：《2013 年地区发展与民生指数（DLI）统计监测结果》，2014 年 12 月 31 日。

生改革方面走在了其他欠发达省份的前面。比如，2006 年率先在全国开展了以省为单位、政府为主结合市场引导的药品"三统一"① 改革，在社区卫生服务机构实施零差率销售，从而为我国医疗改革的基本药物制度提供了成功的模式。2009 年 1 月，宁夏与山东被列为基本卫生服务医疗改革试点省，率先启动了"人人享有基本医疗卫生服务"② 活动，同年 11 月，对创新型支付制度启动了改革试点，增强基层卫生综合效益，时任副总理李克强对之予以极大好评。2012 年 4 月，又将试点区域扩大到宁夏的 W 市和 Z 市两市。2014 年 5 月，在创新支付制度项目总结会上，来自我国医疗改革办公室、发展改革委员会、卫生和计划生育委员会、财政和人保部，以及世卫组织、哈佛大学、牛津大学、北京大学、复旦大学等知名专家和学者普遍认为，宁夏的医改经验在全国医疗改革中非常有推广的价值。③ 2013 年，制定并印发了"健康行动 2013—2015 年规划、实施方案和工作安排"，使得"健康全民参与"走在全国前列，引起了国家和社会的普遍重视和注意。由以上可以看出，宁夏不仅面临与其他欠发达地区普遍性的公共卫生问题，有医疗体制改革的基础，而且也具有卫生改革的动力，故选择宁夏作为样本地区的研究对西部其他地区具有借鉴性。

第三，本书对宁夏的五个地级市的社区公共卫生服务中心（站）及相关机构展开全面调查，从而保证了样本的稳定性和有效性。宁夏目前有五个地级市，每个市的经济发展优劣不同，发展水平也都有所不同，其中 Y 市是宁夏的政治、经济、文化中心，经济发展在宁夏相对比较高。S 市是基于资源开发型背景下形成，工业结构偏重。W 市资源较为丰富，经济比较发达，是宁夏经济增长比较快的区域。Z 市是宁夏经济增长有较大活力的地区。G 市地处宁夏南部山区，经济发展一直比较落后。按 2013 年人均 GDP 来看，宁夏的五个地级市的经济发展水平

---

① 据宁夏卫生厅关于卫生事业科学发展报告（2012 年 10 月）显示：自 2006 年在全国率先开展"三统一"改革后，药品销售价降低了总计 40.71%，并且基本药物制度较国家要求提前两年完成了全省的覆盖，社区卫生机构全部实行药品零差率销售。

② 据新华网 2008 年 12 月 8 日报道：卫生部将从 2009 年起在宁夏和山东省开展"人人享有基本医疗卫生服务"项目实验，试点将在宁夏 Y 市和 G 市进行。此项目是我国基本医疗保障制度建设的重大试点工作，将会为全国医改提供参考。

③ 2014 年 5 月 9 日，宁夏举办了创新支付制度试点项目总结会，面向众多国内外专家学者推广本省的支付模式，使卫生支付方式改革走在欠发达地区乃至全国前面。

排名顺序是 Y 市、S 市、W 市、Z 市和 G 市。① 由此可以发现，这五个地级市的经济发展各具特色，且经济发展存在着优劣之分，可以用这五个地级市代表欠发达地区经济发展水平比较高、中等和比较差的省份，通过客观分析这五个不同经济发展状况的市级社区公共卫生服务开展情况，在一定程度上代表了欠发达地区的社区公共卫生服务开展情况。

因此，综合上述三点原因，本书认为无论是从社会经济发展，抑或是卫生事业发展水平，宁夏在欠发达地区均具有一定的代表性，故本书选择宁夏作为样本地区。

（三）抽样过程

为了尽可能地保证本书的有效性、科学性和稳定性，本书通过全面调查法，对宁夏的五个地级市全部的社区卫生服务中心或者站、卫生局、疾控、妇幼保健、卫生监督等相关部门和科室的直接管理者或负责人都展开了问卷调查。被访者全部为直接负责或与社区公共卫生服务都有直接关系的管理人员或负责人员。本次问卷调查得到宁夏卫生厅、Y 市卫生局相关部门的鼎力支持，在他们的大力协助下，共得到 433 份问卷，除去答案空缺较多、答案高度一致性、模糊等无效的问卷后，最后获取到 376 份有效的问卷，有效率达到 86.8%。

本书主要使用结构方程模型的方法展开研究，对于发放的样本数量，根据 Schumacker 与 Lomax（1996）研究显示，很多研究的结构方程样本数量在 200—500；学者 Bentlert Chouz（1987）建议，规范的结构方程分析，如果有 15 个观察变量，样本数量至少需要 75 个，最好的数量也得有 150 个以上；Klinf（1998）认为，如果研究中样本数量小于 100，在参数估计时其结果将是不可靠的；Thompsom（2000）研究提出，根据所构建模型的观测指标界定时，样本数量和观测指标间最少应该达到 10∶1—15∶1，国内学者吴明隆（2010）提出受试者样本数量最好要达到 200 份以上才可以得到比较好的研究结果。② 综合上述，本

① 根据统计年鉴相关数据显示，2013 年宁夏地区生产总值是 2600 亿元，人均 GDP 达到了 40173.67 元，比全国平均水平（41804.71 元）稍低；分地级市来看，Y 市（9863.38 美元）、S 市（9717.66 美元）和 W 市（4307.44 美元）人均 GDP 排在前面，G 市（2375.46 美元）最低。

② 吴明隆：《结构方程模型——AMOS 的操作与应用》（第 2 版），重庆大学出版社 2010 年版，第 23 页。

书经过前期初测问卷的优化后的正式问卷，最终题项数为 35 题，最终得到的有效问卷为 376 份，题项数量与样本数量比例及总量要求均超过了规定所需要的样本容量要求，具体样本特征见表 5 - 1。

表 5 - 1　　　　　　　　　调查问卷样本特征信息

项目	分类	人数	占比（%）
性别	男	146	38.8
	女	230	61.2
年龄	25 岁以下	19	5.1
	25—30 岁	52	13.8
	31—40 岁	158	42.0
	41—50 岁	120	31.9
	51 岁以上	27	7.2
学历	大专及以下	201	53.5
	本科	149	39.6
	硕士研究生及以上	26	6.9
职称	初级及以下	86	22.9
	中级	149	39.6
	副高	123	32.7
	正高	18	4.8
工龄	5 年以下	36	9.6
	5—10 年	56	14.9
	11—15 年	98	26.1
	16—20 年	96	25.5
	21 年以上	90	23.9
背景	临床医学	32	8.5
	卫生管理	45	12.0
	疾病预防控制	50	13.3
	妇幼保健	41	10.9
	卫生监督	38	10.1
	社区公共卫生服务	170	45.2

由表 5 - 1 的特征来看，本次问卷分布没有集中在某个项目特征集上，而是呈现出较均衡的分布。由此也可说明本次调研数据代表性比

较好。

二　检验方法

（一）探索性因素分析

探索性因素分析（Exploratory Factor Analysis，EFA）是识别观察变量间的特质、结构，并通过降维方法处理，以减少变量间复杂关系后综合形成几个具有一定维度的、少数公因子的一种技术。EFA旨在明确问卷测量变量之间的因素结构，所以它往往要考虑并确定具有共同特征的因素或构念的数量，以及因子载荷量的组合等问题。探索性因素分析往往是使用研究人员经主观判定在理论上有适用性的结构，表示将要测量的概念内容或特征，因此EFA倾向理论产出，而非理论架构的检验。通常情况下，在问卷分析时，都会首先进行探索性因素分析，以寻求最优的因素结构，保证问卷的建构效度。

本书中将使用探索性因素分析测量绩效及影响因素的各个测量题项，以检验绩效及影响因素的各个测量题项的效度是否达到规定要求。

（二）验证性因素分析

验证性因素分析（Confirmatory Factor Analysis，CFA）的前提条件是基于一定的理论或概念，借助统计软件的分析程序来检验并明确经理论或概念推导的假定测量模型的合理性和有效性，因此CFA主要是对前期架构的模型进行理论检验，具有先验性的特征。通常情况下，研究者对问卷经过探索性因素分析建立了问卷的建构效度后，想要进一步确认问卷所包含的因素结构和实际调查的数据是否相符，设计的指标是不是潜在变量适合的测量变量时就需要进行验证性因素分析。换言之，验证性因素分析的过程也就是测度假定的理论模型是否成立的检验过程。

本书中将使用验证性因素分析方法检验前期理论假设的绩效结构模型、绩效与影响因素关系模型是否通过检验，以实证检验本书前期所提出的假设是否通过。

以上分析在具体操作时使用SPSS 20.0工具软件统计处理。

（三）结构方程模型

结构方程模型（Structural Equation Modeling，SEM）也称为协方差结构模型（Covariance Structure Models），是一种融合了"因素分析"（factor analysis）与"线性模型的回归分析"的统计分析技术。SEM本质上是一种验证性分析方法，非常强调理论的合理性，因而它必须在理论或先验证性知识的支持下，由理论引导来建构出研究的假设模型。SEM 根据模型的各种拟合指标对理论假设模型及参数进行适当评价及估计的基础上，可以同时检验模型中的显变量、潜变量、误差变量之间的关系，估算自变量对因变量影响的直接效果、间接效果及其总效果，检验之前依据理论所提的假设模型。SEM 常常从绝对、相对和简约拟合指标三个方面来评判模型拟合情况，其中的 χ^2 值指标，由于其对样本量很敏感，最适合 100—200 个样本量时使用，而当样本量大于 200 以上时，χ^2 值对模型的拟合评判实质帮助意义不大（Rigdon，1995），因此很多研究者基于 χ^2 提出了其他 13 种拟合评判指标，并用这些评判指标（见表 5－15）对模型拟合情况综合做出判断（侯杰泰、温忠麟，2010[①]；吴明隆，2010[②]），本书亦使用此 13 种评判指标对模型进行拟合判断。

结构方程模型目前被广泛地用于经济、营销、管理及社会科学领域的研究中，它突破了传统回归分析方法中单次只能处理单一因变量的限制，而是在一个结构模型中同时对几个因变量及自变量间的共变关系进行识别、估计与验证，从而满足了本书同时分析欠发达地区社区公共卫生服务绩效构成要素与各个影响因素间的关系效应的研究所需。除此，SEM 综合考虑了不可识别的潜变量间的关系，在对模型进行评估的同时，分析并检验假设模型与实际调查数据的契合性，因此，结构方程模型突破了传统的回归分析中只对单向路径的简单模型，转而处理比较复杂的潜变量和潜变量或者和观察变量间的结构模型，从而满足了本书前期所提的概念模型和假设检验的研究需求。

本书将使用结构方程模型的方法，对前期根据理论与先验性知识提出的相关假设进行验证。具体操作时，首先运用结构方程模型的方法检验社区公共卫生服务绩效结构模型、绩效与影响因素关系模型。然后运用 AMOS 20.0 统计软件，对已经确定的绩效构成要素、绩效影响因素潜变量实施验证性因素分析。最后分别探究各绩效要素对绩效的贡献情况、各个影响因素对社区公共卫生服务绩效构成要素的量的具体影响程

---

① 侯杰泰、温忠麟：《结构方程模型及其应用》，教育科学出版社 2010 年版，第 41 页。
② 吴明隆：《结构方程模型——AMOS 的操作与应用》（第 2 版），重庆大学出版社 2010 年版，第 30 页。

度，从而验证本书所提的假设检验。

第二节 数据分析及检验与修正

本部分检验所使用的数据相对于第四章问卷设计与优化时使用的数据来说是一组全新的数据，因此需要在进行后续假设检验前，首先对本轮数据的信度与效度再进行探索性因素分析，若符合，才能继续对之检验分析。

一 社区公共卫生服务绩效结构方程模型

（一）绩效构成要素信度分析

鉴于第四章已经对问卷进行了优化（见表 5 - 2），本部分只是检验本轮调查数据质量如何，因此本部分只将问卷总体作为分析单元，而不再对小量表层面进行分析。问卷总体信度使用"Cronbach α"结合"折半信度"（Split - half - reliability）系数来反映。

表 5 - 2   **绩效构成要素正式问卷**

潜变量	观测变量	简要描述	题项编号及代码
投入（TR）	业务经费	能满足开展服务要求所需	Q1 - TR1
	人员经费	人员经费有稳定的来源和保障	Q2 - TR2
	公用经费	用于服务开展所需的材料、药品、维护	Q3 - TR3
	经费规划	合理规划使用	Q4 - TR4
	开支控制	资金控制	Q5 - TR5
运行（YX）	对象数量	服务对象数量	Q6 - YX1
	覆盖区域	服务覆盖区域	Q7 - YX2
	服务质量	服务质量提升	Q8 - YX3
	项目数量	服务项目数量	Q9 - YX4
效果（XG）	控制率	传染病、慢性病控制率提升	Q10 - XG1
	健康改善	服务对居民的健康改善性	Q11 - XG2
	健康知晓	健康知识了解	Q12 - XG3
	居民满意	居民满意度	Q13 - XG4

由表 5 - 3 数据可知，总 Cronbach α 系数是 0.838，符合总问卷信

度值最低 0.8 的条件。折半信度系数值也在最低要求的范围之内。因此,本轮调查数据具有较高的信度,各个题项之间的内部一致性也比较好,指标可以继续应用。

表 5 - 3   问卷信度系数

Cronbach α	折半信度系数
0.838	0.695

(二) 绩效构成要素效度分析

效度分析经常主要使用因子分析实现。因为本书使用结构方程模型(SEM)作为分析工具,此工具要求单个潜变量最少有两个以上的测量题项才能进行测量。所以,为了保证后续研究能顺利进行,本部分在对绩效观测的变量进行检验时,根据旋转后的因子载荷矩阵对公因子支撑情况,选择支撑度最大的测量题项作为每个绩效构成要素潜变量的观测变量。

1. 绩效构成要素探索性因素分析

针对测量绩效构成要素的各个题项运用因子分析,检验绩效构成要素各个测量题项的效度是否达到规定要求。本书使用主成分法(Principal Component Analysis)提取公因子,使用方差最大法(Varimax)对因素旋转,并以特征值 > 1 作为因子抽取的标准,结果见表 5 - 4 至表 5 - 10。

表 5 - 4   绩效构成要素效度

Kaiser – Meyer – Olkin 度		0.850
Bartlett 球形检验	近似卡方值	2187.628
	Df	78
	Sig.	0.000

由表 5 - 4 可知,绩效构成要素抽样适当性检验 KMO 值是 0.850,比下限值 0.8 大,球形检验 Bartlett's 的显著性小于 0.001,表明测量变量的数据可以进入后续的分析中。

表5-5显示，绩效构成要素变量可以抽取4个主成分，即抽取得出4个公因子，第1个公因子能解释37.78%的总方差，第2个可以解释13.951%，后面的公因子解释能力逐渐下降，到第4个公因子解释力为7.858%，4个公因子累积方差解释量为70.115%，随后的特征值解释力逐渐减弱，可略去不计。"旋转平方和载荷量"是公因子旋转后的特征值，抽取的公因子的特征值和解释量会有所变化，4个公因子间的差距会逐渐减弱，但是4个公因子的特征值及其解释量的总和不会发生变化，因此其累积解释的方差总和仍然是70.115%，解释度较高。

表5-5　　　　　　　　绩效构成要素解释变异情况

因子	初始特值			提取平方和载荷			旋转平方和载荷		
	总计	方差占比（%）	累积占比（%）	总计	方差占比（%）	累积占比（%）	总计	方差占比（%）	累积占比（%）
1	4.911	37.780	37.780	4.911	37.780	37.780	2.930	22.541	22.541
2	1.814	13.951	51.731	1.814	13.951	51.731	2.665	20.498	43.039
3	1.368	10.526	62.257	1.368	10.526	62.257	2.348	18.060	61.099
4	1.022	7.858	70.115	1.022	7.858	70.115	1.172	9.016	70.115
5	0.889	6.841	76.956						

表5-6　　　　　　　　绩效构成要素测量题项旋转矩阵

	公因子			
	1	**2**	**3**	**4**
TR1	**0.848**	0.072	0.064	0.066
TR2	**0.813**	0.214	0.134	0.018
TR3	**0.760**	0.224	0.160	0.124
TR4	0.132	−0.123	0.010	**0.885**
TR5	**0.818**	0.068	0.139	0.103
YX1	0.228	0.208	**0.794**	0.113
YX2	0.262	0.219	**0.765**	0.136
YX3	0.222	0.205	**0.800**	0.115
YX4	−0.078	0.037	0.451	−0.135
XG1	0.105	0.484	0.118	0.443
XG2	0.198	**0.858**	0.170	−0.026
XG3	0.235	**0.840**	0.159	0.010
XG4	0.068	**0.856**	0.228	0.003

从表 5−6 发现，以因素载荷量大于 0.6 为标准进行选取题项时，公因子 1 包括了题项 TR1、TR2、TR3、TR5，由其所包括测量题项的内涵，将其命名为投入要素潜变量；公因子 2 包括 XG2、XG3、XG4，由其所包括测量题项的内涵，可将其命名为效果要素潜变量；公因子 3 包括 YX1、YX2、YX3，由其所包括测量题项的内涵，将其命名为运行要素潜变量；公因子 4 只包括 TR4 一个题项，一般情况下，一个层面至少要包括两个以上的题项才能反映出公因子所表征的内涵，因此公因子 4 应删去。从公因子抽取的结果来看，每个公因子所包括的测量题项的内涵与本书设计的问卷契合比较好，且与本书初测阶段抽取的主成分公因子比较符合。

由表 5−6 也可以看出，题项 YX4、XG1 没有检测出三个公因子中的任意成分特征，可考虑删去这 2 个题项。删除 3 个题项后对绩效观察变量的 10 个题项重新验证，信度及 KMO 效度结果如表 5−7、表 5−8 所示。同时采取主成分法、特征值 >1 作为因子抽取的标准，旋转方法为最大变异（Varimax），结果如表 5−9 所示。

表 5−7　　　　　　　　　删除测量题项后绩效信度

潜变量	Cronbach α	折半系数值	可靠性
项目投入	0.858	0.871	可靠
项目运行	0.860	0.780	可靠
项目效果	0.883	0.789	可靠
总体情况	0.871	0.802	可靠

表 5−8　　　　　　　　　删除测量题项后绩效效度

Kaiser – Meyer – Olkin 度		0.848
Bartlett 球形检验值	近似卡方	2019.422
	Df	45
	Sig.	0.000

表 5−7 中，三个潜变量的测量题项内部一致性值均大于 0.8，效果非常好，总体信度系数也通过了检验要求。同时，表 5−8 表明绩效

的三个潜变量效度 KMO 值是 0.848，大于 0.8，显著性 P 为 0.000，表明删除部分测量题项后的绩效构成要素问卷信度、效度非常好。故全部的测量题项可以进入后续因子分析中。

对删除测量题项后的绩效构成要素各个测量题项再进行公因子提取并对其旋转（方法同上），结果如表 5 - 9、表 5 - 10 所示。

表 5 - 9　　　　　　　　　　删除测量题项后的解释总方差

因子	初始特征			提取的平方和载荷			旋转的平方和载荷		
	总计	方差占比（%）	累积占比（%）	总计	方差占比·（%）	累积占比（%）	总计	方差占比（%）	累积占比（%）
1	4.644	46.440	46.440	4.644	46.440	46.440	2.819	28.191	28.191
2	1.701	17.010	63.450	1.701	17.010	63.450	2.457	24.565	52.756
3	1.280	12.804	76.254	1.280	12.804	76.254	2.350	23.498	76.254
4	0.464	4.637	80.891						

表 5 - 10　　　　　　　　　　删除后绩效旋转主成分矩阵

	公因子		
	1	**2**	**3**
TR1	**0.844**	0.064	0.118
TR2	**0.796**	0.202	0.193
TR3	**0.778**	0.230	0.169
TR5	**0.823**	0.066	0.172
YX1	0.175	0.204	**0.841**
YX2	0.215	0.196	**0.827**
YX3	0.170	0.184	**0.857**
XG2	0.186	**0.874**	0.174
XG3	0.216	**0.838**	0.205
XG4	0.064	**0.880**	0.207

表 5 - 9、表 5 - 10 表明，删除 3 个题项后抽取的公因子与本书经理论所划分得到的维度非常符合。

2. 绩效结构模型验证因素分析

为深入分析绩效构成要素的三个潜变量对于绩效的贡献度及其各个

潜变量之间的关系情况，本部分对上述绩效结构模型实施验证因素分析。验证性因素分析采用结构方程模型 AMOS 20.0 软件完成，首先通过 AMOS 软件建立本书所用的结构方差模型，然后输入调查问卷获取的数据，运行 AMOS 20.0 后，得到模型的参数估计和拟合指标，具体过程如下。

（1）测量模型参数估计的方法

根据本书第三章所构建的绩效结构概念模型，结合本节的探索因素分析所得结果，使用结构方程分析 AMOS 工具，运用最大似然（maximum like hood）的方法，估计欠发达地区社区公共卫生服务绩效结构模型的参数，结果如图 5-2 所示。

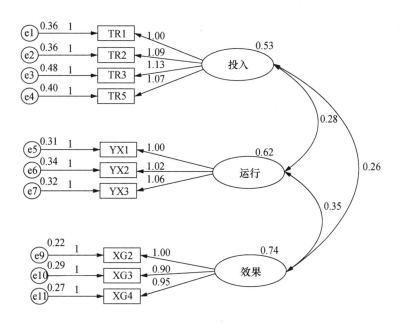

图 5-2 绩效结构测量模型参数估计结果

（2）测量模型拟合评估

测量模型拟合评估采用的方法是极大似然估计法，通过判断因子负荷值是否显著及其模型是否拟合良好两方面进行评估。

对测量模型因子载荷系数的评估其是否显著时，把未经标准化的模型回归系数设置成固定参数1，不参加显著检验，因此若模型中剩余参数估计值的概率 P < 0.001，则表示绩效测量模型通过了统计性检验。得到绩效结构模型的估计值见表 5 – 11 至表 5 – 15。

表 5 –11 　　　　　　　　　绩效测量模型参数估计结果

分　类	Estimate	S. E.	C. R.	P
TR1 ←——投入	1.000			
TR2 ←——投入	1.089	0.073	14.924	***
TR3 ←——投入	1.129	0.077	14.699	***
TR5 ←——投入	1.070	0.072	14.793	***
YX1 ←——运行	1.000			
YX2 ←——运行	1.021	0.063	16.322	***
YX3 ←——运行	1.060	0.063	16.871	***
XG2 ←——效果	1.000			
XG3 ←——效果	0.903	0.049	18.563	***
XG4 ←——效果	0.952	0.048	19.645	***

由表 5 – 11 可知，绩效测量模型的各变量临界比（CR 值）均大于 1.96，显著性 P 的概率值均小于 0.001，表示各载荷系数在 0.001 的水平上是显著的，与之前的探索因素分析结果是统一的，此结果表明绩效测量模型通过了检验。

表 5 –12 　　　　　　　　　绩效测量模型标准参数

分类	Estimate
TR1 ←——投入	0.771
TR2 ←——投入	0.797
TR3 ←——投入	0.766
TR5 ←——投入	0.774
YX1 ←——运行	0.818
YX2 ←——运行	0.812
YX3 ←——运行	0.830
XG2 ←——效果	0.878
XG3 ←——效果	0.820
XG4 ←——效果	0.842

表 5 - 12 中的三个绩效构成要素变量的观察变量载荷系数均大于
0.7 的因子负载要求，达到模型检验标准的要求。

表 5 - 13　　　　　　　　　　绩效测量模型协方差估计

	Estimate	S. E.	C. R.	P
项目运行←→投入	0.284	0.040	7.052	＊＊＊
项目运行←→效果	0.350	0.046	7.539	＊＊＊
项目效果←→投入	0.264	0.041	6.378	＊＊＊

从三个潜变量之间的协方差估计结果看出，三个潜变量间的临界值
（CR 系数）均大于 1.96，显著性 P 均达到了 0.001 的水平，表示这三
组潜变量间有显著的共变性，模型通过检验。

表 5 - 14　　　　　　　　　　绩效测量模型方程

	Estimate	S. E.	C. R.	P
运行	0.623	0.069	9.055	＊＊＊
效果	0.738	0.072	10.220	＊＊＊
投入	0.529	0.063	8.339	＊＊＊
e2	0.361	0.037	9.786	＊＊＊
e3	0.475	0.045	10.479	＊＊＊
e4	0.404	0.039	10.384	＊＊＊
e5	0.309	0.033	9.224	＊＊＊
e6	0.335	0.036	9.357	＊＊＊
e7	0.316	0.036	8.819	＊＊＊
e9	0.220	0.029	7.624	＊＊＊
e10	0.294	0.030	9.830	＊＊＊
e1	0.360	0.034	10.426	＊＊＊
e11	0.275	0.030	9.278	＊＊＊

由表 5 - 14 看出，3 个潜变量和 10 个测量变量的误差值全部大于
零，且均达到 0.01 的显著性，CR 系数均大于标准值 1.96，表示绩效
测量模型界定正确，模型基本适配良好。

综合上述情况可以得出，模型的 23 个参数均达到了 0.001 的显著性水平，表明绩效测量模型的内在质量比较好。对于测量模型的拟合程度评估时，如前所述，鉴于 χ^2 值指标对样本量的敏感，当样本量大于 200 以上时，χ^2 值对模型的拟合评判实质帮助意义不大（Rigdon，1995；侯杰泰、温忠麟，2010；吴明隆，2010），因此本书使用了研究者们基于 χ^2 提出的 13 种拟合评判指标对模型拟合情况综合做出判断（下同），检验结果整理为表 5 - 15。

表 5 - 15　　　　　　　　绩效测量模型拟合评估情况

指标	判定要求	测量结果	拟合判定
NC 值	1 < NC < 3，模型简约适配，NC > 5 需要修正模型	2.351	通过
GFI	> 0.90，越大越好	0.964	通过
AGFI	> 0.90，越大越好	0.938	通过
PGFI	> 0.50，越大越好	0.561	通过
RMR	< 0.05，越小越好	0.038	通过
RMSEA	< 0.05（适配良好）< 0.08（适配合理）	0.060	未通过
ECVI	理论模型 < 独立模型，且 < 饱和模型	独立模型：5.499 饱和模型：0.293 理论模型：0.323	未通过
NFI	> 0.90，越大越好	0.963	通过
RFI	> 0.90，越大越好	0.948	通过
IFI	> 0.90，越大越好	0.978	通过
TLI	> 0.90，越大越好	0.970	通过
CFI	> 0.90，越大越好	0.978	通过
PNFI	> 0.50，越大越好	0.685	通过

上述绩效测量模型验证性因素分析拟合判断中，RMSEA、ECVI 未通过评判标准，表示问卷收集的实证数据并不完全支持本书第三章建立的概念模型，如果要使调查得到的数据与概念模型较好地拟合，进而对欠发达地区社区公共卫生服务的绩效状况做出合理的解释，必须结合模型评判标准和参数估计结果对原结构方程模型予以修正。

（三）绩效测量模型修正

实际上，出现实证数据与概念模型不相符的结果并不奇怪，因为概念模型完全是从理论视角出发构建的，是一个一般化的模型，而实证数据是立足欠发达样本地区收集而得，该样本地区实际的绩效结果必然会有一定的特殊性，即与一般性的理论模型并不可能完全相同，实际与理论之间的差异性，最终使得所构建的概念模型拟合效果不佳，因此要使构建的概念模型能够更好地解释欠发达地区的实际情况，必须结合该样本对概念模型进行适当的修正。

　　一般来说，结构方程 AMOS 分析工具有 MI（修正指数）、CR（临界比率）两种修正指标，进行模型修正时，除了参考这两种修正指标，必须结合专业理论和学科知识进行判断。结合上述模型的检验结果，修正后的绩效测量模型结果见表 5 – 16 至表 5 – 20，修正后模型如图 5 – 3 所示。

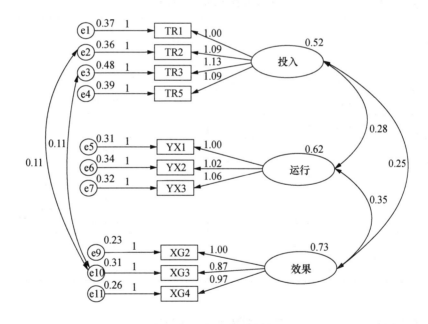

图 5 – 3　绩效测量模型参数估计

表 5 – 16　　　　　　　　　　绩效测量模型参数

分　类	Estimate	S. E.	C. R.	P
TR1 ←—— 投入	1.000			
TR2 ←—— 投入	1.094	0.065	16.884	***

续表

分　类	Estimate	S. E.	C. R.	P
TR3 ←——投入	1. 127	0. 078	14. 475	＊＊＊
TR5 ←——投入	1. 094	0. 065	16. 884	＊＊＊
YX1 ←——运行	1. 000			
YX2 ←——运行	1. 020	0. 063	16. 316	＊＊＊
YX3 ←——运行	1. 060	0. 063	16. 863	＊＊＊
XG2 ←——效果	1. 000			
XG3 ←——效果	0. 875	0. 048	18. 384	＊＊＊
XG4 ←——效果	0. 965	0. 049	19. 555	＊＊＊

表 5 - 17　　　　　　　　绩效测量模型标准参数

分　类	Estimate
TR1 ←——投入	0. 762
TR2 ←——投入	0. 794
TR3 ←——投入	0. 759
TR5 ←——投入	0. 785
YX1 ←——运行	0. 818
YX2 ←——运行	0. 812
YX3 ←——运行	0. 831
XG2 ←——效果	0. 874
XG3 ←——效果	0. 803
XG4 ←——效果	0. 850

表 5 - 18　　　　　　　　绩效测量模型协方差估计

	Estimate	S. E.	C. R.	P
项目运行←——→投入	0. 278	0. 040	6. 976	＊＊＊
项目运行←——→效果	0. 348	0. 046	7. 518	＊＊＊
项目效果←——→投入	0. 248	0. 041	6. 094	＊＊＊
e2 ←——→e10	0. 114	0. 023	4. 890	＊＊＊
e3 ←——→e10	0. 115	0. 026	4. 465	＊＊＊

表 5 - 19　　　　　　　　　　　绩效测量模型方程

	Estimate	S. E.	C. R.	P
投入	0.516	0.063	8.225	***
运行	0.623	0.069	9.055	***
效果	0.731	0.072	10.136	***
e2	0.363	0.036	10.170	***
e3	0.482	0.046	10.541	***
e4	0.386	0.036	10.615	***
e5	0.309	0.033	9.212	***
e6	0.336	0.036	9.376	***
e7	0.315	0.036	8.793	***
e9	0.227	0.029	7.741	***
e10	0.308	0.030	10.148	***
e1	0.372	0.035	10.693	***
e1	0.200	0.035	5.736	***

表 5 - 20　　　　　　　　　　　绩效测量变量信度系数值

	Estimate
TR5	0.616
TR1	0.581
TR3	0.576
TR2	0.630
XG4	0.722
XG3	0.645
XG2	0.763
YX3	0.690
YX2	0.659
YX1	0.669

表 5 - 20 显示了绩效测量模型中，可以由潜变量解释测量指标的变异量，即数值大小表示测量变量的信度系数，如果信度系数大于 0.5，表示潜变量可解释测量指标的变异量比较大，即经过修正后模型内在质量优良。

（四）绩效结构模型

根据前面绩效测量模型的分析，社区公共卫生服务绩效构成要素可以由投入、运行和效果三个维度（潜变量）构成，每个维度的观察变量经过多重统计检验后形成了 10 个测量指标，最终经修正测量模型后得到社区公共卫生服务绩效结构模型，如图 5 - 4 所示。

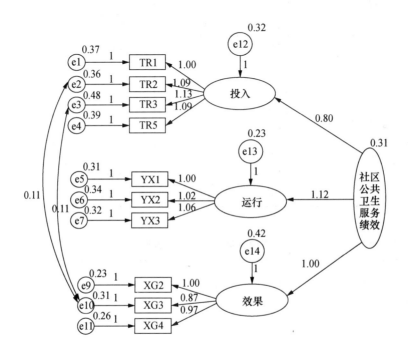

图 5 - 4 社区公共卫生服务绩效结构模型

该绩效模型评估继续运用上述方法，从路径系数、模型拟合两个角度检验后均显著性通过，模型拟合检验结果如表 5 - 21 所示。

表 5 - 21 绩效测量修正模型拟合情况

指标	判定要求	测量结果	拟合判定
NC 值	1 < NC < 3，模型简约适配，NC > 5 要修正模型	1.306	通过
GFI	> 0.90，越大越好	0.980	通过
AGFI	> 0.90，越大越好	0.964	通过
PGFI	> 0.50，越大越好	0.552	通过

指标	判定要求	测量结果	拟合判定
RMR	<0.05，越小越好	0.031	通过
RMSEA	<0.05（适配良好）<0.08（适配合理）	0.029	通过
ECVI	理论模型<独立模型，且<饱和模型	独立模型：5.499 饱和模型：0.296 理论模型：0.236	通过
NFI	>0.90，越大越好	0.980	通过
RFI	>0.90，越大越好	0.971	通过
IFI	>0.90，越大越好	0.995	通过
TLI	>0.90，越大越好	0.993	通过
CFI	>0.90，越大越好	0.995	通过
PNFI	>0.50，越大越好	0.675	通过

由表 5 – 21 各项检验指标可知，模型经过修正后相应的拟合评判指标均有了显著的提升，评判指标全部达到了统计标准的范围之内。其中，NC 值从 2.351 降到了 1.306，居于 1 < NC < 3 区间内；GFI（拟合优度）、AGFI（调整后拟合优度）、NFI（规范拟合优度）、IFI（修正规范拟合优度）及其 CFI（比较适配）全部明显大于评判标准的最低要求，表明调研数据与概念模型拟合性比较好。而 RMSEA（近似误均方根）0.029 低于 0.05，并且小于 0.08，表明模型达到了比较好的拟合要求。故结合前述拟合优度指标说明，修正后的概念模型与实证数据具有优良的拟合性，故接受本书提出的概念假设模型，即可以用修正后的结构模型来表述欠发达地区社区公共卫生服务绩效结构模型。

二 社区公共卫生服务绩效影响因素构成

本部分继续沿用上一部分的分析思路和方法对绩效影响因素构成进行检验。优化后形成的正式绩效影响因素问卷内容如表 5 – 22 所示。

表 5 – 22 　　　　　　　　　　绩效影响因素正式问卷

潜在变量	测量题项	简要描述	题项编号及代码
组织管理 （ZZGL）	工作协调	部门间工作协调配合	Q15 – ZZ1
	职能分工	有能力开展要求的公共卫生服务项目	Q16 – ZZ2
	机构设置	服务机构网点设置比较合理	Q17 – ZZ3
	管理激励	管理者有效管理能力	Q18 – ZZ4

续表

潜在变量	测量题项	简要描述	题项编号及代码
资源配置 （ZCLD）	人员配置	工作人员配备较稳定	Q19 – ZC1
	业务培训	人员技术业务培训	Q20 – ZC2
	基础设施	设施装备能适应项目需要	Q21 – ZC3
	服务盲区	基层卫生机构不存在服务范围盲区	Q22 – ZC4
	成本测算	服务项目科学测算	Q23 – ZC5
	经费到位	资金在规定的周期内到位	Q24 – ZC6
支付方式 （ZFFS）	经费拨付	经费拨付额的根据	Q25 – ZF1
	工资水平	工作人员工资适宜	Q26 – ZF2
	合理补偿	合理补偿突发公共卫生费用	Q27 – ZF3
	绩效支付	绩效约束经费支付	Q28 – ZF4
监督约束 （JGJL）	资质审核	工作人员、卫生产品资质审核	Q29 – JG1
	方案制定	服务流程与方案制定	Q30 – JG2
	专项考核	单个项目考核	Q31 – JG3
	日常监督	不定期日常监督检查	Q32 – JG4
	结果发布	项目开展情况结果发布	Q33 – JG5
行为改变 （XWGB）3	业务要求	工作人员遵循业务要求	Q34 – XW1
	注重引导	注重健康方式引导	Q35 – XW2
	利用者合作	取得服务对象合作	Q36 – XW3

（一）绩效影响因素观察变量信度分析

鉴于第四章已经对该问卷进行了优化并形成了经过检验的正式问卷，因此本部分只将问卷总体作为分析单元，而不对小量表层面进行分析。问卷总体信度使用"Cronbach α"结合"折半信度"（Split – half – reliability）系数来反映，绩效影响因素观察变量问卷信度系数如表 5 – 23 所示。

表 5 – 23 　　　　　　　　　　问卷信度系数

Cronbach α	折半信度系数
0.904	0.794

由表 5 – 23 数据可知，问卷的总体 Cronbach α 系数是 0.904，超过

总问卷信度系数最低 0.8 的要求。折半信度系数也达到了 0.794 的水平，因此，本轮调查数据具有非常好的信度，各测量题项之间的内部一致性也比较高，后续分析中可以使用。

（二）绩效影响因素变量效度分析

考虑后续研究能顺利进行，结合结构方程法对因子数量的要求，本部分在检验绩效影响因素观察变量的同时，根据旋转后的因子载荷矩阵对公因子支撑情况，选择支撑度最大的题项作为每个绩效影响因素潜在变量的观察变量。

绩效影响因素观察变量主要使用主成分法来提取公因子，方差最人法（Varimax）旋转因子，并以特征值 > 1 为因子抽取标准，结果如表 5 – 24 至表 5 – 30 所示。

表 5 – 24　　　　　　　　　绩效观察变量效度检验

Kaiser – Meyer – Olkin 度		0.903
Bartlett 球形检验	近似卡方值	3941.121
	Df	231
	Sig.	0.000

表 5 – 24 表明，绩效影响因素的各测量变量的数据可以进入后续的分析中。

表 5 – 25　　　　　　　绩效影响因素测量变量主成分解释情况

因子	初始特征			提取的平方和载荷			旋转的平方和载荷		
	总计	方差占比（%）	累积占比（%）	总计	方差占比（%）	累积占比（%）	总计	方差占比（%）	累积占比（%）
1	7.478	33.993	33.993	7.478	33.993	33.993	3.435	15.613	15.613
2	2.395	10.888	44.881	2.395	10.888	44.881	3.129	14.224	29.837
3	1.751	7.957	52.838	1.751	7.957	52.838	2.794	12.700	42.537
4	1.515	6.887	59.725	1.515	6.887	59.725	2.743	12.469	55.006
5	1.381	6.277	66.002	1.381	6.277	66.002	2.419	10.997	66.002
6	0.766	3.482	69.484						

由表 5 – 25 可以看出，绩效影响因素测量变量抽取了 5 个公因子，

它们的累积方差贡献率是66.002%，解释度较高，随后的特征值解释力逐渐减弱，可略去不计。与本书在第四章对初测问卷进行的探索因素分析得到的主成分因子数量一致。

表 5-26 绩效影响因素测量题项旋转矩阵

	公因子				
	1	2	3	4	5
ZZ1	0.127	0.101	0.128	**0.800**	0.207
ZZ2	0.111	0.188	0.255	**0.751**	0.089
ZZ3	0.128	0.186	0.153	**0.763**	0.118
ZZ4	0.129	0.199	0.125	**0.744**	0.163
ZC1	**0.784**	0.174	0.040	0.107	0.050
ZC2	**0.740**	0.138	0.091	0.121	0.190
ZC3	**0.777**	0.140	0.097	0.141	0.102
ZC4	**0.752**	0.063	0.058	0.017	0.012
ZC5	**0.783**	0.067	0.093	0.161	0.068
ZC6	0.434	0.386	0.204	0.004	0.068
ZF1	0.182	0.145	**0.774**	0.184	0.222
ZF2	0.147	0.172	**0.735**	0.186	0.053
ZF3	0.075	0.159	**0.794**	0.142	0.121
ZF4	0.028	0.156	**0.772**	0.138	0.231
JG1	0.221	**0.711**	0.032	0.203	0.092
JG2	0.169	**0.744**	0.223	0.106	0.104
JG3	0.212	0.552	0.135	0.190	0.001
JG4	0.048	**0.788**	0.159	0.118	0.158
JG5	0.028	**0.793**	0.109	0.132	0.155
XW1	0.171	0.151	0.269	0.187	**0.794**
XW2	0.131	0.137	0.200	0.167	**0.841**
XW3	0.088	0.169	0.130	0.201	**0.863**

在表5-26中，以因子载荷>0.6的标准选择测量题项，公因子1包含ZC1、ZC2、ZC3、ZC4、ZC5，其测量题项内涵主要涉及政府对社区公共卫生服务的资源配置情况，将其命名为资源配置因子；公因子2

包含 JG1、JG2、JG4、JG5，其题项内涵主要涉及对社区公共卫生服务的监督约束情况，命名为监督约束因子；公因子 3 包含 ZF1、ZF2、ZF3、ZF4，其测量题项内涵主要涉及社区公共卫生服务经费的支付情况，命名为支付方式因子；公因子 4 包含 ZZ1、ZZ2、ZZ3、ZZ4，其测量题项内涵主要涉及社区公共卫生服务的组织管理，命名为组织管理因子；公因子 5 包含 XW1、XW2、XW3，其测量题项内涵主要涉及影响社区公共卫生服务结果的工作人员的行为改变方式，命名为行为改变因子。而 ZC6、JG3 测量题项没有检测出 5 个公因子中的任意成分特征，故这 2 个题项予以删除，不再进入后续的分析过程中。

删掉 2 个测量题项后对绩效影响因子观察变量的 20 个测量题项重新进行信度、效度分析检验，并用主成分再次抽取公因子，旋转法是最大变异法（Varimax），结果如表 5 - 27、表 5 - 28 所示。

表 5 - 27　　　　　　　删除题项后绩效影响因素信度检验

潜变量	Cronbach α	折半信度	可靠性
组织管理	0.843	0.825	可靠
资源配置	0.857	0.853	可靠
支付方式	0.844	0.819	可靠
监督约束	0.833	0.823	可靠
行为改变	0.884	0.822	可靠
总体情况	0.901	0.816	可靠

表 5 - 28　　　　　　　删除题项后绩效影响因素效度

Kaiser - Meyer - Olkin 度		0.898
Bartlett 球形检验	近似卡方	3667.440
	Df	190
	Sig.	0.000

表 5 - 27、表 5 - 28 表明绩效影响因素删掉两个题项后，潜变量的测量题项内部一致性、信度及总体效度比较优良。

删除测量题项后绩效影响因素测量题项公因子提取并旋转（方法同上），得到的结果如表 5 - 29、表 5 - 30 所示。

表 5 – 29　　　　　　　　　　删除题项后的解释总方差

因子	初始特征			提取的平方和载荷			旋转的平方和载荷		
	总计	方差占比（%）	累积占比（%）	总计	方差占比（%）	累积占比（%）	总计	方差占比（%）	累积占比（%）
1	7.013	35.067	35.067	7.013	35.067	35.067	3.259	16.293	16.293
2	2.343	11.716	46.783	2.343	11.716	46.783	2.790	13.952	30.245
3	1.646	8.231	55.014	1.646	8.231	55.014	2.739	13.696	43.941
4	1.495	7.477	62.490	1.495	7.477	62.490	2.681	13.405	57.346
5	1.379	6.897	69.388	1.379	6.897	69.388	2.408	12.042	69.388
6	0.589	2.946	72.334						

表 5 – 30　　　　　　　　　　删除绩效题项旋转主成分

	公因子				
	1	2	3	4	5
ZZ1	0.128	0.130	**0.801**	0.088	0.207
ZZ2	0.113	0.258	**0.756**	0.180	0.084
ZZ3	0.134	0.159	**0.763**	0.170	0.119
ZZ4	0.127	0.128	**0.751**	0.169	0.170
ZC1	**0.789**	0.051	0.105	0.157	0.052
ZC2	**0.752**	0.100	0.118	0.130	0.189
ZC3	**0.776**	0.103	0.145	0.118	0.106
ZC4	**0.758**	0.069	0.005	0.066	0.007
ZC5	**0.790**	0.103	0.154	0.055	0.069
ZF1	0.184	**0.780**	0.179	0.134	0.221
ZF2	0.139	**0.737**	0.193	0.141	0.059
ZF3	0.068	**0.795**	0.148	0.144	0.120
ZF4	0.032	**0.777**	0.131	0.153	0.226
JG1	0.231	0.041	0.223	**0.734**	0.069
JG2	0.185	0.240	0.115	**0.739**	0.097
JG4	0.068	0.176	0.126	**0.796**	0.145
JG5	0.054	0.128	0.135	**0.808**	0.140
XW1	0.173	0.272	0.184	0.158	**0.789**
XW2	0.124	0.200	0.172	0.130	**0.844**
XW3	0.085	0.132	0.202	0.157	**0.868**

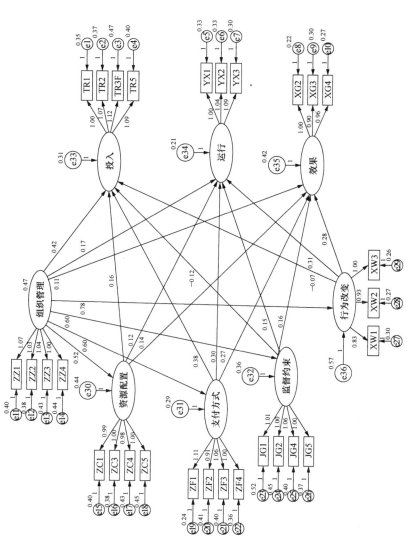

图 5 - 5　社区公共卫生服务绩效与其影响因素关系模型

表5-29及表5-30表明，删除两个测量题项后抽取的公因子区分更明显，且与本书所划分的维度非常相符。

综合上述信度、效度分析，删除部分测量题项后，调研得到的实证数据与绩效影响因素构成情况具有更优良的契合性。因此，接受本书第三章所提出的绩效影响因素构成假说，即可以用组织管理、资源配置、支付方式、监督约束及行为改变五个潜变量及相应的测量变量来表述欠发达地区社区公共卫生服务绩效影响因素。

三　社区公共卫生服务绩效与影响因素关系模型

（一）关系模型参数估计

根据本书第三章的理论论述，社区公共卫生服务绩效主要受组织管理、资源配置、支付方式、监督约束及行为改变五个因素的影响，结合本章已经检验通过的绩效影响因素构成情况，本部分将从各个影响因素分别对绩效构成要素的关系效应入手，检验社区公共卫生服务绩效与影响因素关系模型，结果如图5-5所示。

（二）关系模型评估

绩效与影响因素关系模型估计值如表5-31至表5-32所示。

表5-31　　　　　　　　绩效与影响因素关系模型估计

	Estimate	S. E.	C. R.	P
资源配置←——组织管理	0.518	0.071	7.283	***
支付方式←——组织管理	0.597	0.066	8.976	***
监督约束←——组织管理	0.599	0.069	8.618	***
行为改变←——组织管理	0.780	0.083	9.436	***
投入←——资源配置	0.163	0.059	2.761	0.006
效果←——资源配置	0.143	0.065	2.194	0.028
运行←——支付方式	0.301	0.070	4.321	***
效果←——支付方式	0.266	0.085	3.120	0.002
运行←——监督约束	0.150	0.060	2.505	0.012
效果←——监督约束	0.156	0.075	2.069	0.039
投入←——支付方式	0.377	0.079	4.775	***
投入←——组织管理	0.416	0.099	4.212	***
运行←——行为改变	0.310	0.047	6.548	***
效果←——行为改变	0.281	0.059	4.799	***

	Estimate	S. E.	C. R.	P
运行←组织管理	0.171	0.083	2.051	0.040
运行←资源配置	0.123	0.052	2.367	0.018
效果←组织管理	**0.114**	**0.103**	**1.102**	**0.271**
投入←行为改变	**-0.066**	**0.052**	**-1.266**	**0.205**
投入←监督约束	**-0.115**	**0.068**	**-1.688**	**0.091**
ZZ4←组织管理	1.000			
ZZ3←组织管理	1.044	0.078	13.310	***
ZZ2←组织管理	1.032	0.077	13.418	***
ZC5←资源配置	1.000			
ZC4←资源配置	0.982	0.075	13.103	***
ZC3←资源配置	1.000	0.075	13.399	***
ZC1←资源配置	0.993	0.070	14.164	***
ZF4←支付方式	1.000			
ZF3←支付方式	1.058	0.075	14.202	***
ZF2←支付方式	0.911	0.071	12.764	***
ZF1←支付方式	1.110	0.074	14.949	***
JG4←监督约束	1.063	0.074	14.292	***
JG2←监督约束	1.004	0.075	13.432	***
JG1←监督约束	1.007	0.078	12.942	***
TR1←投入	1.000			
TR2←投入	1.067	0.071	15.098	***
TR3←投入	1.119	0.075	14.937	***
TR5←投入	1.059	0.071	15.015	***
YX1←运行	1.000			
YX2←运行	1.044	0.062	16.891	***
YX3←运行	1.087	0.062	17.493	***
XG2←效果	1.000			
XG3←效果	0.903	0.048	18.828	***
XG4←效果	0.959	0.048	19.951	***
XW2←行为改变	0.931	0.046	20.313	***
JG5←监督约束	1.000			
XW3←行为改变	1.000			
XW1←行为改变	0.828	0.044	19.003	***
ZZ1←组织管理	1.072	0.079	13.606	***

首先，由表 5 - 31 测量模型的参数估计结果可知，各参数的负荷系数 CR（临界比率）最大是 20.313，最小是 2.051，其对应的 P 值均明显小于 0.05，表示各参数的负荷系数在 0.05 水平上是显著性的，很明显，这一结果与表 5 - 27、表 5 - 28 中的问卷效度分析结果相呼应，表 5 - 27、表 5 - 28 是对问卷进行的探索性因子分析的结果，而表 5 - 31 显示的结果是对问卷应用实证数据进行的验证性因子分析，所以，这两部分的结果在本质上是统一的。其次，表 5 - 31 的模型结构参数估计部分中，组织管理对社区公共卫生服务效果影响的路径系数 CR 值小于 1.96，行为改变、监督约束分别对社区公共卫生服务投入的影响路径系数呈现负数，此三条路径系数均显著性概率也均大于 0.05，表明模型内在质量并不好，这与测量模型的结果不尽相同，且与理论也不相符，因此删除此三条路径，以优化模型。

模型的整体适配度情况如表 5 - 32 所示。

表 5 - 32　　　　　绩效与影响因素关系模型整体适配情况

指标	判定要求	测量结果	拟合判定
NC 值	1 < NC < 3，模型简约适配，NC > 5 要修正模型	1.615	通过
GFI	> 0.90，越大越好	0.906	基本通过
AGFI	> 0.90，越大越好	0.886	未通过
PGFI	> 0.50，越大越好	0.745	通过
RMR	< 0.05，越小越好	0.037	通过
RMSEA	< 0.05（适配良好）　< 0.08（适配合理）	0.041	通过
ECVI	理论模型 < 独立模型，且 < 饱和模型	独立模型：16.822 饱和模型：2.320 理论模型：1.953	通过
NFI	> 0.90，越大越好	0.907	基本通过
RFI	> 0.90，越大越好	0.895	未通过
IFI	> 0.90，越大越好	0.963	通过
TLI	> 0.90，越大越好	0.957	通过
CFI	> 0.90，越大越好	0.962	通过
PNFI	> 0.50，越大越好	0.800	通过

表 5 - 32 显示了绩效与影响因素关系模型整体适配判断情况，如前所述，鉴于 χ^2 对样本量的敏感性，样本量大于 200 以上时其对模型的

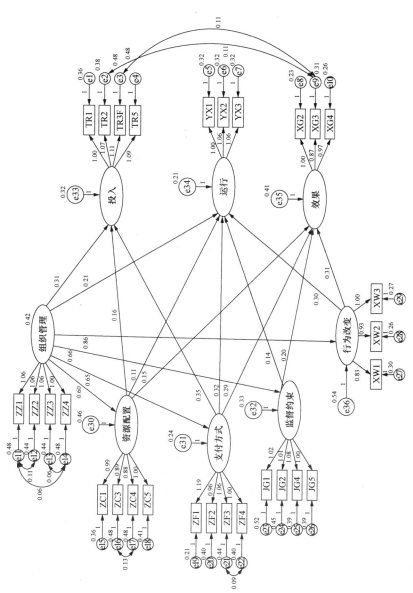

图 5 - 6　社区公共卫生服务绩效与其影响因素关系修正模型

拟合评判实质帮助意义不大（Rigdon，1995；侯杰泰、温忠麟，2010；吴明隆，2010），因此使用了研究者们基于 χ^2 提出的 13 种拟合评判指标对模型拟合情况综合做出判断（下同）。首先，RMSEA（近似误均方）、ECVI（期望跨效度指数）、CFI（比较适配）等大部分评判指标都能够满足结构方程模型验证的要求，但仍有部分指标显示绩效与影响因素关系模型拟合得并不好，NC 值是 1.615，介于 1 < NC < 3 范围内，表明构建的模型适配度比较简约，模型可以接受。但同时 RFI（相对拟合指数）为 0.895，小于 0.90，未通过评判标准，而 GFI（适配指数）等指标则是基本接近但并未达到可以接受的标准要求范围内。

由上述检验结果分析表明，绩效与影响因素关系模型的拟合度勉强能够接受，但并未达到结构方程拟合良好的要求，即获取的实证数据并不完全支持本书在第三章建立的概念模型，因此为了对欠发达地区社区公共卫生服务绩效与影响因素间的关系效应做出合理的解释，必须根据模型评判标准和估计结果对原方程模型予以修正。

（三）关系模型修正

结合专业理论，删除路径系数不显著或为负数的路径，并从 MI（修正指数）和 CR（临界比率）两种修正指标对模型进行修正，修正后的绩效与影响因素关系模型见图 5 - 6。修正模型的各项估计结果如表 5 - 33 至表 5 - 35 所示。

表 5 - 33　　　　　　绩效与影响因素关系模型修正估计

	Estimate	S. E.	C. R.	P
资源配置←——组织管理	0.601	0.084	7.154	***
支付方式←——组织管理	0.650	0.078	8.370	***
监督约束←——组织管理	0.664	0.080	8.317	***
行为改变←——组织管理	0.865	0.096	9.001	***
投入←——资源配置	0.156	0.058	2.693	0.007
效果←——资源配置	0.147	0.061	2.404	0.016
运行←——支付方式	0.315	0.079	4.010	***
效果←——支付方式	0.290	0.084	3.432	***
运行←——监督约束	0.138	0.062	2.216	0.027
效果←——监督约束	0.199	0.071	2.782	0.005
投入←——支付方式	0.351	0.087	4.026	***

续表

	Estimate	S. E.	C. R.	P
投入 ←—— 组织管理	0.306	0.098	3.132	0.002
运行 ←—— 行为改变	0.303	0.049	6.216	***
效果 ←—— 行为改变	0.313	0.056	5.622	***
运行 ←—— 组织管理	0.213	0.107	1.986	0.045
运行 ←—— 资源配置	0.108	0.052	2.078	0.038
ZZ4 ←—— 组织管理	1.000			
ZZ3 ←—— 组织管理	1.062	0.075	14.180	***
ZZ2 ←—— 组织管理	1.062	0.075	14.180	***
ZC5 ←—— 资源配置	1.000			
ZC4 ←—— 资源配置	0.884	0.072	12.331	***
ZC3 ←—— 资源配置	0.891	0.071	12.520	***
ZC1 ←—— 资源配置	0.988	0.070	14.182	***
ZF4 ←—— 支付方式	1.000			
ZF3 ←—— 支付方式	1.062	0.074	14.441	***
ZF2 ←—— 支付方式	0.965	0.076	12.692	***
ZF1 ←—— 支付方式	1.189	0.084	14.170	***
JG4 ←—— 监督约束	1.077	0.071	15.210	***
JG2 ←—— 监督约束	1.014	0.075	13.499	***
JG1 ←—— 监督约束	1.015	0.078	12.997	***
TR1 ←—— 投入	1.000			
TR2 ←—— 投入	1.065	0.070	15.162	***
TR3 ←—— 投入	1.115	0.076	14.717	***
TR5 ←—— 投入	1.089	0.071	15.309	***
YX1 ←—— 运行	1.000			
YX2 ←—— 运行	1.061	0.051	20.884	***
YX3 ←—— 运行	1.061	0.051	20.884	***
XG2 ←—— 效果	1.000			
XG3 ←—— 效果	0.874	0.047	18.576	***
XG4 ←—— 效果	0.971	0.049	19.963	***
XW2 ←—— 行为改变	0.934	0.046	20.363	***
JG5 ←—— 监督约束	1.000			
XW3 ←—— 行为改变	1.000			
XW1 ←—— 行为改变	0.831	0.044	19.004	***
ZZ1 ←—— 组织管理	1.055	0.081	13.068	***

表 5-34　　　　　　　　绩效与影响因素关系修正协方差

	Estimate	S. E.	C. R.	P
e2 ←→ e9	0.114	0.019	5.982	***
e3 ←→ e9	0.114	0.019	5.982	***
e22 ←→ e21	0.092	0.027	3.388	***
e17 ←→ e16	0.125	0.036	3.468	***
e14 ←→ e13	0.063	0.022	2.921	0.003
e12 ←→ e11	0.113	0.029	3.855	***
e14 ←→ e11	0.063	0.022	2.921	0.003

表 5-35　　　　　　　　绩效与影响因素关系模型修正方差

	Estimate	S. E.	C. R.	P
组织管理	0.421	0.062	6.757	***
e30	0.463	0.061	7.573	***
e31	0.240	0.036	6.618	***
e32	0.332	0.046	7.252	***
e36	0.539	0.061	8.773	***
e33	0.317	0.041	7.741	***
e34	0.209	0.029	7.273	***
e35	0.414	0.045	9.182	***
e14	0.483	0.033	14.455	***
e12	0.439	0.030	14.735	***
e18	0.407	0.044	9.321	***
e17	0.482	0.036	13.332	***
e16	0.482	0.036	13.332	***
e15	0.358	0.040	8.894	***
e22	0.402	0.025	15.848	***
e21	0.443	0.040	11.101	***
e20	0.402	0.025	15.848	***
e19	0.213	0.029	7.256	***
e25	0.386	0.027	14.495	***
e24	0.446	0.042	10.653	***
e23	0.522	0.047	11.091	***

续表

	Estimate	S. E.	C. R.	P
e29	0.267	0.032	8.337	***
e28	0.265	0.030	8.924	***
e27	0.303	0.029	10.462	***
e1	0.363	0.034	10.692	***
e2	0.380	0.025	15.138	***
e3	0.479	0.044	10.967	***
e4	0.380	0.025	15.138	***
e5	0.320	0.017	19.363	***
e6	0.320	0.017	19.363	***
e7	0.320	0.017	19.363	***
e8	0.232	0.028	8.239	***
e9	0.307	0.030	10.307	***
e10	0.260	0.029	9.086	***
e26	0.386	0.027	14.495	***
e13	0.439	0.030	14.735	***
e11	0.483	0.033	14.455	***

由表 5 - 33、表 5 - 34、表 5 - 35 可知，修正后的绩效及影响因素结构模型各载荷值、路径值、协方差的临界比（CR 系数）均大于 1.96，显著性概率均达到 0.05 的显著水平，全部通过了显著性检验，方差估计结果均为正，表明修正后的绩效及影响因素结构修正模型界定没有错误。修正模型的内在质量评判见表 5 - 36。

表 5 - 36　　绩效与影响因素关系修正模型路径系数显著性评估

指标	载荷值	信度值	误差值	组合信度值	均变异抽取
ZZ1	0.702	0.493	0.507		
ZZ2	0.721	0.520	0.48		
ZZ3	0.721	0.520	0.48		
ZZ4	0.683	0.466	0.534		
				0.80	0.51
ZC1	0.792	0.627	0.373		

续表

指标	载荷值	信度值	误差值	组合信度值	均变异抽取
ZC3	0.710	0.503	0.497		
ZC4	0.707	0.499	0.501		
ZC5	0.776	0.602	0.398		
				0.83	0.56
ZF1	0.858	0.735	0.265		
ZF2	0.701	0.492	0.508		
ZF3	0.718	0.515	0.485		
ZF4	0.714	0.510	0.49		
				0.84	0.56
JG1	0.711	0.609	0.391		
JG2	0.738	0.544	0.456		
JG4	0.780	0.506	0.494		
JG5	0.757	0.573	0.427		
				0.83	0.56
XW1	0.813	0.762	0.238		
XW2	0.859	0.738	0.262		
XW3	0.873	0.661	0.339		
				0.89	0.72
TR1	0.769	0.591	0.409		
TR2	0.781	0.610	0.39		
TR4	0.759	0.576	0.424		
TR5	0.788	0.621	0.379		
				0.86	0.60
YX1	0.805	0.647	0.353		
YX2	0.821	0.674	0.326		
YX3	0.821	0.674	0.326		
				0.86	0.67
XG2	0.867	0.752	0.248		
XG3	0.798	0.637	0.363		
XG4	0.848	0.719	0.281		
				0.88	0.70

表 5 - 36 中八个潜在变量的组合信度系数全部大于 0. 80，并且平均变异量抽取值也达到判断标准 0. 5 的水平，表明修正后的模型内在质量比较好。

模型经修正后的整体适配情况见表 5 - 37。

表 5 - 37　　　　　绩效与影响因素关系模型修正整体评判

指标	判定要求	测量结果	拟合判定
NC 值	1 < NC < 3，模型简约适配度，NC > 5 要修正模型	1. 385	通过
GFI	> 0. 90，越大越好	0. 916	通过
AGFI	> 0. 90，越大越好	0. 901	通过
PGFI	> 0. 50，越大越好	0. 771	通过
RMR	< 0. 05，越小越好	0. 047	通过
RMSEA	< 0. 05（适配良好）< 0. 08（适配合理）	0. 032	通过
ECVI	理论模型 < 独立模型，且 < 饱和模型	独立模型：16. 822 饱和模型：2. 320 理论模型：1. 719	通过
NFI	> 0. 90，越大越好	0. 919	通过
RFI	> 0. 90，越大越好	0. 910	通过
IFI	> 0. 90，越大越好	0. 976	通过
TLI	> 0. 90，越大越好	0. 973	通过
CFI	> 0. 90，越大越好	0. 977	通过
PNFI	> 0. 50，越大越好	0. 828	通过

表 5 - 37 显示修正后的绩效与影响因素关系模型各项评判指标均得到改善，其中，RMSEA（近似误差均方根）0. 032 低于 0. 05，ECVI（期望跨效度指数）为 1. 719，均小于饱和模型与独立模型，NC 值（卡方值/自由度）是 1. 385，位于 1 < NC < 3 区域内，GFI（适配度）、AGFI（调整适配度）、CFI（比较适配）、PNFI（调整规范适配）、IFI（修正规范适配度）等指标全部大于标准要求的 0. 9。所有指标均达到结构方程的评判要求，这显示调研数据与本书构建的概念模型具有比较好的拟合性（吴明隆，2010）。故结合前述拟合优度指标说明，修正后的概念模型与实际的实证数据具有优良的拟合性，接受本书提出的概念假设模型，即可以用修正后的结构模型来表述欠发达地区社区公共卫生服务绩效与影响因素关系模型。

第六章 实证研究结果与讨论

本章将根据第五章实证检验结果，对验证通过的社区公共卫生服务绩效结构模型、绩效与影响因素关系模型的参数估计结果及所提出的研究假设，进行分析讨论，并根据欠发达地区现实状况予以解释。在分析并讨论我国欠发达地区社区公共卫生服务绩效影响因素对绩效影响关系的基础上，根据欠发达地区社区公共卫生服务绩效的现实情况，找出各因素影响绩效的问题关键点，能够促进欠发达地区社区公共卫生服务依据绩效目标的要求有针对性地改进。因而本章有关实证结果的分析讨论为第七章绩效问题审视和政策管理启示提供实证检验后的数据支持。

第一节 社区公共卫生服务绩效结构方程模型

一 社区公共卫生服务绩效结构模型

（一）检验结果分析

本书在第三章根据理论提出假设：欠发达地区社区公共卫生服务绩效由投入、运行和效果三个要素潜变量构成，第五章利用从样本地区获取的数据进行探索性因素分析后得出了相同的结论，且三个潜变量对欠发达地区社区公共卫生服务绩效的总方差贡献率达到了 76.254%。在进一步的验证性因子分析中再次证明了欠发达地区社区公共卫生服务绩效构成要素可以由投入、运行和效果三个潜变量构成。在对各潜变量的不同测量题项的信度进行分析并修正后，各个观察变量的测量题项对潜变量投入、运行及效果的信度系数分别达到了 0.858、0.860、0.883，总体信度系数 0.871，全部大于 0.8 以上，表示这些潜变量的测量题项均有比较好的内部一致性，可以比较好地反映出各个绩效构成要素的内涵。进而，本书对欠发达地区社区公共卫生服务绩效结构模型进行评价，并结合理论与实践经验对模型进行了修正，从而达到了结构方程模型的各项检验要求，修正后的绩效结构模型如图 6 - 1 所示。

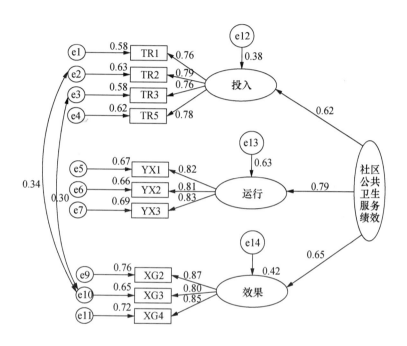

图 6 - 1　社区公共卫生服务绩效结构模型

由图 6 - 1 可知，欠发达地区社区公共卫生服务绩效结构模型中，运行要素的回归系数是 0.79，对绩效的整体贡献最大，效果和投入要素的回归值依次为 0.65 和 0.62，对绩效的整体贡献均大于 0.6。因此可以得出：

欠发达地区社区公共卫生服务绩效构成要素可以由投入、运行和效果三个潜变量构成，其中，运行要素对欠发达地区社区公共卫生服务绩效的贡献最大，相对来说，投入要素在整个绩效贡献中占据的比重最小。

在社区公共卫生服务绩效结构模型的各构成要素中，每个构成要素分别由不同的观察变量来测量，因而测量变量对构成要素的载荷系数也有不同的表现，表 5 - 33 是根据本书第五章绩效结构方程模型经拟合评价、模型修正后得出，在修正过程中，结合专业知识及其结构方程模型评判要求，对个别的测量变量做了删除，从而使模型与实证数据更加切合，剩余测量变量对各个潜在变量的影响情况如表6-1所示。

表6-1　　　　社区公共卫生服务绩效要素测量变量载荷系数

潜变量—投入		潜变量—运行		潜变量—效果	
测量变量	标准负荷值	测量变量	标准负荷值	测量变量	标准负荷值
业务经费	0.762	服务数量	0.818	健康改善	0.874
人员经费	0.794	覆盖区域	0.812	健康知晓	0.803
公用经费	0.759	服务质量	0.831	居民满意	0.850
开支控制	0.785				

根据表6-1可以得出下面的结果：

（1）潜变量—投入要素主要由业务经费、人员经费、公用经费和开支控制四个变量来测量，其中，人员经费投入对欠发达地区社区公共卫生服务绩效的投入要素最重要，其次是开支控制，而业务经费与公用经费对投入要素的重要性基本相同。

（2）潜变量—运行要素主要由服务数量、服务质量和覆盖区域三个变量来测量，数据结果显示，服务质量对欠发达地区社区公共卫生服务绩效运行要素最重要，服务数量和覆盖区域对运行要素具有同等的重要性。

（3）潜变量—效果要素主要由健康改善、健康知晓和居民满意三个变量来测量，结果显示，公众健康的改善情况对欠发达地区社区公共卫生服务绩效效果要素最重要，其次是居民满意对社区公共卫生服务的效果要素比较重要，健康知晓相对弱一些。

（二）检验结果讨论

（1）潜变量—运行要素是社区公共卫生服务绩效中最重要的构成要素。运行变量每变化（增加或减少）一个标准差，欠发达地区社区公共卫生服务绩效将同向变化0.79个单位，效果比较明显。如本书第三章所述，社区公共卫生服务运行阶段是政府践行公共卫生管理职能的重要过程（郭岩、陈育德，2006），而绩效在本质上表现了组织或个体在完成其职能或职责过程中，运用一定的方法达到某种结果的过程（蔡立辉，2012）。但无论何种绩效，在其产生时如果缺失质量、标准及其行为规范约束条件下的过程，则不可能会获得一个比较好的或期望中的绩效结果。而作为新公共管理运动产物的政府绩效评价，在提高公共部门效率和管理水平的同时，却因为其固有的工具性特征和效率至上的价值追求，导致其经常偏离政府公共利益和公平性价值的诉求，从而在管理公共事务时出现重结果、轻过程等一系列问题；基于公共价值的政府绩效治理理论（PV – GPG）则指出"政府绩效是社会建构的一种，产出即绩效"，以公共产出最大化为其基本价值，能够引导政府绩效评价走出为评价而评价的怪圈，从而促使绩效评价向着价值管理的方向转移（包国宪、王学军，2011）。具体到社区公共卫生服务运行要素来说，如前所述，包括运行的效率和运行质量两个方面，运行效率即为投入与产出间的比例，产出即是指通过社区公共卫生服务活动的开展，所生产的公共卫生服务的最终数量和质量。因此，构建以运行为维度之一的社区公共卫生服务评价体系，将运行的产出，即公共卫生服务的数量和质量作为体现社区公共卫生服务体系的服务能力，是基于公共价值的政府绩效治理理论（PV – GPG）予以实践应用的一种具体体现。而对于我国欠发达地区而言，区域经济发展程度普遍不高，各项事业尤其是公共卫生事业长期处于全国比较落后的水平，无论是社区公共卫生服务开展的质量，抑或是已开展的服务数量方面都不及发达地区，无法满足公众对公共卫生服务不断攀升的需求，在一定程度上也影响着欠发达地区人群对社区公共卫生服务的公平利用，且与国家提出的"增加公平和可及性、提升服务水平和效率"目标有很大的差距，因此如何提高欠发达地区社区公共卫生服务运行的效率与质量，尤其是促进其质量的提升，使得有限的资源投入发挥出最大化的产出，无疑是欠发达地区政府对社区公共卫生服务绩效考核评价的重中之重。

（2）潜变量—效果要素是欠发达地区社区公共卫生服务绩效中比较重要的另一个构成要素。效果变量每变化（增加或减少）一个标准差，欠发达地区社区公共卫生服务绩效将同向变化 0.65 个单位。社区公共卫生服务运行后的结果提高了产出的数量、质量和效率，体现了社区公共卫生服务实施目标的完成程度。而效果作为社区公共卫生服务活动的末端，则反映了公众对健康知识和健康行为知晓、健康水平的改善程度及其对服务满意度等综合结果，是公共卫生服务机构职能有效履行的结果，彰显了公共卫生服务活动所带来的社会效益如何（马进，2003）。社区公共卫生服务的最终效果怎么样，是政府绩效考核评价中的一块重要内容，是对政府投入到社区公共卫生服务中的花费、过程及其活动的最终效果所进行的测度（蔡立辉，2007），而不断地改善社区居民的健康状况，提高居民满意度也正是社区公共卫生服务所追求的最终效果。结合欠发达地区而言，由于环境、交通、信息等相对落后，人们对健康改善的意识普遍不高，很多人对于社区公共卫生服务的理解与认识仅局限于计划免疫外加计划生育。居民对健康知识普及的主动性也比较弱，一部分接受社区公共卫生服务的居民也常常因为社区卫生机构环境、设施、服务质量、工作人员的技术、态度等问题，对社区公共卫生服务不满，甚至对社区公共卫生服务持怀疑的心理，这些很大程度上影响着社区公共卫生服务的有效开展和最终效果的达成。因此相对发达地区而言，提高欠发达地区社区公共卫生服务的效果将会是一个更为长期、更加持续的工作，因而也更需要强化对社区公共卫生服务绩效效果方面的考核，使社区公共卫生服务的最终目标延伸至居民的健康得到改善、满意度得到提高上来，从而正确地回答"政策、决策、行为和结果是社会和公民需要的吗？"这个问题（包国宪、王学军，2012）。

（3）潜变量—投入要素是欠发达地区社区公共卫生服务绩效结构中另一个构成要素。投入变量每变化（增加或减少）一个标准差，欠发达地区社区公共卫生服务绩效将同向变化 0.62 个单位。社区公共卫生服务投入关注的并不仅仅是政府投入了多少资金，而是更应该关注资金投入后是否得到了高效率的使用与产出。在社区公共卫生服务绩效的三个构成要素中，投入要素对社区公共卫生服务绩效的重要程度最小，出现这种现象的主要原因与本书研究的区域——欠发达地区有直接的关系，即与欠发达地区开展社区公共卫生服务的过程中所面临的实际处境有很大的关系。对于欠发达地区来说，长期以来的经济发展落后及其唯GDP 为主的发展观，导致政府对于公共卫生事业投入的热情一直不高，极大地影响了公众公平地使用社区公共卫生服务。尽管自 2007 年以来，国家一直在增加欠发达地区公共卫生服务的转移支付。但是中央在卫生支付中的比例只占到中央总财政中的一部分，剩下的公共卫生经费仍然需要各个地方政府自己负担。然而欠发达地区多属于"吃饭型财政"，仅有的财政收入基本上仅够维持政府自身的运转，能够倾注到公共卫生中的经费非常少，因而大部分欠发达地区开展社区公共卫生服务的资金非常紧张，加之受到资金不能及时、足额到位的影响，许多基层公共卫生服务机构不得已只能多提供有偿服务而尽可能少甚至不提供免费的公共卫生服务，从而实现提高自身收入、维持机构运行的目的，而另一方面，现有不多的资金也并不能有效地激励起工作人员的积极性和规范性服务。这种情况势必会影响到社区公共卫生服务的绩效改善，这是欠发达地区不得不面对但短期内又无力解决的问题之一。因此，在这种情境下，欠发达地区一方面需要继续强化社区公共卫生服务的投入；但另一方面，也是更为重要的一方面，是要加强对现有投入资金的规范管理，使资金能够有效地用在社区公共卫生服务上，保障人员经费，控制成本，提高资金的使用效益，使得有限的资金得到合理的应用，这对于提高欠发达地区社区公共卫生服务的绩效是必须也是必然要做的事情。

二　社区公共卫生服务绩效构成要素间的关系

（一）检验结果分析

由本书第五章对欠发达地区社区公共卫生服务绩效构成要素进行的探索性及验证性分析，结合本书第三章的理论分析可知，构成欠发达地区社区公共卫生服务绩效的三个要素之间实际上呈现出相互影响、相互依存的关系，并不是简单地静止或孤立地对欠发达地区社区公共卫生服务的绩效起着作用，绩效构成要素之间的相关关系如表 6-2 所示。

表 6-2　　　社区公共卫生服务绩效构成要素之间的相关关系

绩效要素	相关系数
运行←→投入	0.490
运行←→效果	0.516
效果←→投入	0.403

从表 6-2 可知，社区公共卫生服务绩效构成要素之间存在显著的正向相关关系，其中运行与效果之间的相关系数大于 0.5，表现出比较强的相关性，而运行与投入、投入与效果之间的相关系数均接近 0.5，呈现出中度相关关系。

（二）检验结果讨论

任何事物之间本来就是相互联系、相互影响的，不存在绝对独立和静止的事物，这是唯物辩证法的基本特征之一，这个特征使得我们可以从不同的角度去认识和揭示事物的运行规律。因而构成欠发达地区社区公共卫生服务绩效的三个要素间也必然存在一定的联系，而不是各自独立地对绩效产生着影响。

（1）欠发达地区社区公共卫生服务绩效构成的三个要素中，三者彼此之间都有着比较强的正相关性，其中运行要素与另两个变量的相关系数都比较大，因此，加强欠发达地区社区公共卫生服务运行过程中的效率和质量是提高其绩效首先应该关注的变量，因为更高的效率和更好的质量往往意味着政府可以用一定的资金投入让更多的公众享受到公共卫生服务，从而改善并提升社区公共卫生服务的效果，增强政府公信力。

（2）社区公共卫生服务的绩效不仅与运行的效率和质量有关，与服务最终的投入和效果也呈现出中度的正相关性。因此，如果欠发达地区政府能够持续、适度地增加社区公共卫生服务投入，使得可以有相对比较富裕的资源能得到优化分配，这无疑会使社区公共卫生服务能以更先进的设施、更精湛的技术、更舒适的环境、更广的受益区域为更多的公众提供社区公共卫生服务，从而促进社会公平，改善人群的健康水平，提高人群的满意度，提升政府形象。

第二节　社区公共卫生服务绩效与影响因素关系模型

本节对欠发达地区社区公共卫生服务绩效与影响因素关系模型展开分析与讨论。本书对于社区公共卫生服务绩效影响因素对其绩效影响的关系及影响强度，代表了样本地区社区公共卫生服务对于欠发达地区社区公共卫生服务绩效影响因素的一般性认识。本书第三章从理论视角，提出了社区公共卫生服务绩效受到组织管理、资源配置、支付方式、监督约束、行为改变五个因素的影响，并构建了欠发达地区社区公共卫生服务绩效与影响因素关系概念模型，第五章对这个模型进行了检验与模型修正。下面将对欠发达地区社区公共卫生服务绩效构成要素与影响因素间的关系效应（如图6-2所示）逐一展开分析讨论与解释。

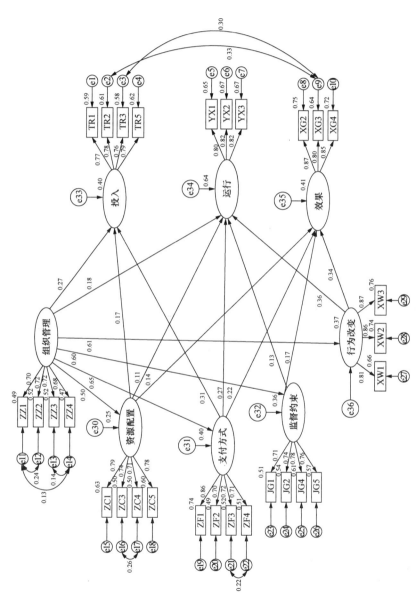

图6-2 社区公共卫生服务绩效与其影响因素关系模型

一　社区公共卫生服务投入与影响因素间的关系

（一）检验结果分析

根据前述的假设，欠发达地区社区公共卫生服务投入受到组织管理、资源配置、支付方式、监督约束、行为改变因素的直接正向影响，经过结构方程模型的检验，并进行修正后得到表 6-3 所示结果。

表 6-3　　　　社区公共卫生服务投入与影响因素间实证检验结果

变量关系	标准路径值	相应假设	实证结果
组织管理←——投入	0.274	假设 1-1	通过
资源配置←——投入	0.169	假设 2-1	通过
支付方式←——投入	0.314	假设 3-1	通过
监督约束←——投入	修正去除	假设 4-1	未通过
行为改变←——投入	修正去除	假设 5-1	未通过

由图 6-2、表 6-3 的分析数据，可以得到以下结果：

（1）组织管理变量每变化（增加或减少）一个标准差，将影响欠发达地区社区公共卫生服务投入变量同向变化 0.274 个单位，因此假设 1-1 通过检验，即组织管理直接正向影响欠发达地区社区公共卫生服务的投入；资源配置变量每变化（增加或减少）一个标准差，影响欠发达地区社区公共卫生服务投入变量同向变化 0.169 个单位，因此假设 2-1 通过检验，即资源配置直接正向影响欠发达地区社区公共卫生服务的投入；支付方式变量每变化（增加或减少）一个标准差，影响社区公共卫生服务投入变量同向变化 0.314 个单位，因此假设 3-1 通过检验，即支付方式直接正向影响欠发达地区社区公共卫生服务的投入；监督约束、行为改变变量对社区公共卫生服务投入变量的影响，根据结构方程模型检验评判标准的要求，在模型修正的过程中被修正去掉，因此假设 4-1、假设 5-1 没有通过假设检验。

（2）各影响因素对欠发达地区社区公共卫生服务投入要素所产生的总影响效应是 0.563，具体如表 6-4 所示。

表 6 - 4　　　　影响因素对社区公共卫生服务投入的影响总效应

绩效构成要素	变量关系路径	影响强度	影响方向
社区公共卫生服务投入	组织管理——→投入 + 组织管理——→资源配置——→投入 + 组织管理——→支付方式——→投入	0.274 +0.5×0.169 +0.65×0.31 =0.563	正向

表 6 - 4 表明，组织管理、资源配置、支付方式变量不仅对欠发达地区社区公共卫生服务投入要素产生直接的正向影响，同时组织管理变量通过分别作用于资源配置、支付方式变量还会对社区公共卫生服务投入要素产生间接的影响。总体来说，欠发达地区社区公共卫生服务投入要素受到来自各因素影响的总效应是 0.563，即各影响因素对欠发达地区社区公共卫生服务投入要素具有比较强的正向影响作用。

（二）检验结果讨论

社区公共卫生服务投入的资金主要用于公用经费、人员经费、业务经费等的开支中，同时为了保证投入的资金能够使用在相应的服务开展上，资金支出时一方面要遵循开支控制的原则，另一方面资金支出也必须符合相应的规定，以保证政府对投入的资金能够达到社区公共卫生服务的目标，即社区公共卫生服务的投入主要是考察政府投入资金的使用效率。从本书实证研究结果来看，欠发达地区社区公共卫生服务投入要素主要受到支付方式因素的影响比较大，组织管理、资源配置次之，而且各个因素对社区公共卫生服务投入的影响总效应是 0.563。监督约束和行为改变因素并不直接对社区公共卫生服务投入要素产生影响，造成这种现象主要是因为两方面的原因：

第一，社区公共卫生服务的公共产品性质，决定了政府对于整个社区公共卫生服务的开展起着重要的支撑作用。但是由于欠发达地区普遍经济发展滞后，服务开展的绝大部分资金都来源于国家的转移支付，地方政府财政对于公共卫生服务投入较少，而欠发达地区先天基础设施比较薄弱，因而欠发达地区公共卫生服务发展水平相比发达地区而言普遍比较差。但同时，欠发达地区由于环境、生活方式等原因导致公共卫生问题较发达地区而言又比较突出，公众对社区公共卫生服务的需求相对亦比较多，在需求与供给矛盾不断上升的处境之中，但又无力加大投入时，欠发达地区政府卫生行政管理者必须也只能运用组织管理的手段，加强对现有资金的管理，从而尽可能地提高现有资金的使用效率。而借助资源配置手段使得固有的资源配置得以更佳整合，从而优化公共卫生资源配置的效率。与此同时，支付方式内在的绩效约束功能和激励措施（何长江，2011），也能更好地引导欠发达地区将固有的资金产生一个良性的循环，保证资金能用在服务的开展与维护上，避免资金浪费，这些无疑都会使得社区公共卫生服务的不多的资金投入尽可能地发挥出最大的使用效率，因此假设 1 – 1、假设 2 – 1、假设 3 – 1 均获得了实证数据检验的支持。另外，由于组织管理是社区公共卫生服务开展的核心，而管理者有效的管理能力是提升组织执行力、实现组织绩效目标的关键点，当管理者对上级政策理解透彻，并充分运用其管理能力将工作有条不紊地部署清楚、执行到位时，将有助于组织目标的实现（连维良、吴建南，2013）。因此，当组织管理变量通过管理者直接作用于公共卫生机构和公共卫生服务人员后，经过资源配置、支付方式等变量的综合作用，使得组织管理的措施能够比较迅速地影响服务机构和提供者的行为，最终将上级政策得以落实并执行，从而提升欠发达地区社区公共卫生服务投入的绩效，即通过组织管理变量、资源配置变量和支付方式变量的综合作用后，欠发达地区社区公共卫生服务投入受到的绩效影响因素总效应达到了 0.563。

第二，监督约束因素对社区公共卫生服务的绩效影响主要是通过明确的服务流程和方案，对服务资质、过程考核及结果公布的监督，鼓励公众参与到服务的监督约束体系中，以尽可能地规避服务在运行过程中可能出现的操作、流程、技术等绩效偏差。根据本书对于样本地区的调查显示，监督约束是社区公共卫生服务开展过程中比较薄弱的一个环节，加上现行的服务制度制定得比较早，亦不能很好地适应实际环节中出现的问题，因此结合社区公共卫生服务投入所关注的内容，就很容易理解实证数据不支持假设 4 – 1 的原因。对于行为改变变量来说，主要体现在公共卫生服务者和利用者的行为改变两个方面，其中利用者的行为改变与其服务者之间的合作配合程度关系很密切，但是服务者在其服务过程中通过其长期、持续的、规范的服务行为及其注重引导利用者等主动干预措施的实施，又可以有效地提升服务利用者的合作程度

（Brown V. A. , 2007）。因此，社区公共卫生服务利用者的行为改变在很大程度上影响着健康改善的目标达成。但是对于欠发达地区来说，公众往往对健康的生活方式和行为意识本就比较弱，而不足的服务经费也常常并不能及时、足额地到位，又使得基层公共卫生服务机构无力为公众提供持续、高效的公共卫生服务，服务人员显然也缺乏动力去主动地、有意识地引导公众健康的生活方式和生活行为，这些无疑都极大地抵消了行为改变变量对政府投入资金的作用效果，因此假设 5 - 1 并没有得到实证数据的支持。

二　社区公共卫生服务运行与影响因素间的关系

（一）检验结果分析

根据前述的假设，社区公共卫生服务运行要素受到组织管理、资源配置、支付方式、监督约束、行为改变因素的影响，经过结构方程模型的检验，得到的结果如表 6 - 5 所示。

表 6 - 5　　　社区公共卫生服务运行与影响因素间实证检验结果

变量关系	标准路径值	相应假设	实证结果
组织管理←—运行	0.180	假设 1 - 2	通过
资源配置←—运行	0.110	假设 2 - 2	通过
支付方式←—运行	0.266	假设 3 - 2	通过
监督约束←—运行	0.130	假设 4 - 2	通过
行为改变←—运行	0.365	假设 5 - 2	通过

由图 6 - 2、表 6 - 5 的分析数据，可以得到以下结果：

（1）组织管理变量每变化（增加或减少）一个标准差，将使得欠发达地区社区公共卫生服务运行要素同向变化 0.180 个单位，因此假设 1 - 2 通过检验，即组织管理直接正向影响欠发达地区社区公共卫生服务的运行；资源配置变量每变化（增加或减少）一个标准差，欠发达地区社区公共卫生服务运行要素同向变化 0.110 个单位，因此假设 2 - 2 通过检验，即资源配置直接正向影响欠发达地区社区公共卫生服务的运行；支付方式变量每变化（增加或减少）一个标准差，社区公共卫生服务运行要素同向变化 0.266 个单位，因此假设 3 - 2 通过检验，即支付方式直接正向影响欠发达地区社区公共卫生服务的运行；监督约束变量每变化（增加或减少）一个标准差，社区公共卫生服务运行要素同向变化 0.130 个单位，因此假设 4－2 通过检验，即监督约束直接正向影响欠发达地区社区公共卫生服务的运行；行为改变变量每变化（增加或减少）一个标准差，社区公共卫生服务运行要素同向变化 0.365 个单位，因此假设 5－2 通过检验，即行为改变直接正向影响欠发达地区社区公共卫生服务的运行。

（2）各影响因素对欠发达地区社区公共卫生服务运行要素所产生的总的影响效应是 0.707，具体如表 6－6 所示。

表 6－6　　　　　影响因素对社区公共卫生服务运行影响总效应

绩效构成要素	变量关系路径	影响强度	影响方向
社区公共卫生服务运行	组织管理——运行 + 组织管理——资源配置——运行 + 组织管理——支付方式——运行 + 组织管理——监督约束——运行 + 组织管理——行为改变——运行	0.180 +0.498×0.110 +0.652×0.266 +0.599×0.130 +0.607×0.365 =0.707	正向

表 6－6 表明，影响因素组织管理、资源配置、支付方式、监督约束、行为改变变量不仅对欠发达地区社区公共卫生服务运行要素产生直接的正向影响，同时，组织管理变量通过分别作用于资源配置、支付方式、监督约束、行为改变变量还会对社区公共卫生服务运行要素产生间接的影响作用。总体上，欠发达地区社区公共卫生服务运行要素受到各个因素影响的总效应是 0.707，相对社区公共卫生服务投入和效果要素来说，社区公共卫生服务运行要素受到的影响效应最大，即各个影响因素对欠发达地区社区公共卫生服务运行要素具有非常强的正向影响作用。

（二）检验结果讨论

社区公共卫生服务运行的整个过程是政府践行公共卫生管理职能的

一个重要环节，主要体现在运行效率和运行质量两个方面，效率是提升服务的载体，质量是社区公共卫生服务的关键点。从本书实证研究结果来看：

第一，各个影响因素对欠发达地区社区公共卫生服务运行要素的影响总效应非常明显，达到了 0. 707 个单位，这与本章第一节得出的实证结果非常一致，即运行要素对欠发达地区社区公共卫生服务绩效的贡献最大。这个结果提示我们：欠发达地区政府对于社区公共卫生服务绩效的提升，在关注结果时，要对其运行过程予以格外关注，使得有限的资源投入发挥出最大化的产出，从而当政府提供的社区公共卫生服务真正迎合了公民的需求时，其服务的最终产出也才真正能够与其绩效相提并论，而此时的社区公共卫生服务也才真正创造与体现出了其公共价值性（王学军、包国宪，2014）。①

第二，欠发达地区社区公共卫生服务运行要素受行为改变变量的影响最大，其次是支付方式和组织管理、监督约束和资源配置变量，这是因为：①社区公共卫生服务的宗旨是通过向公众免费提供具有公益性质的公共卫生产品，逐渐培养公众健康的生活方式和生活行为，从而达到健康改善的目的。虽然实际中，欠发达地区公众健康素养总水平和提升幅度都明显落后于发达地区（2013 年东部、西部依次为 12. 81% 和 6. 93%，分别提高了 5. 78%、1. 7%，西部地区明显低于全国 9. 48% 的平均水平），但是随着国家政策倾斜和欠发达地区生活水平的逐渐提高，对于公共卫生和健康知识、健康生活行为的需求又明显地高于发达地区（罗荣、汤学军等，2006），因此当社区公共卫生服务人员在服务方式和内容上更注重以规范的技术操作提供健康知识和健康生活行为的宣传与主动引导、提升健康素养水平，那么对于欠发达地区的公众来说就更为迫切、影响也会更强烈些，因而公众也更愿意主动地参与到其服务中来，无疑这对提升欠发达地区社区公共卫生服务运行的质量与效率影响也就比较大些。②支付方式变量中的成本控制、绩效约束和激励措施的实施进一步保障了社区公共卫生服务运行的效率和质量，并且整个服务的运行必然是在一定组织管理框架下进行，不可能在职能分工范围

---

① 王学军、包国宪：《地方政府公共价值创造的挑战与路径》，《兰州大学学报》（社会科学版）2014 年第 3 期。

外或脱离各部门间的协调和配合。③监督约束机制和资源配置的效率与可及性则是社区公共卫生服务运行质量与效率实现高效的有力保障。但相比其他变量来说,监督约束和资源配置变量对欠发达地区社区公共卫生服务运行的质量与效率的影响稍显弱一些,出现这种现象主要是因为:一方面,根据本书对样本地区的调查显示,监督约束在欠发达地区社区公共卫生服务实施过程中本就比较薄弱;另一方面,欠发达地区的地域特征决定了社区公共卫生服务覆盖的区域范围通常比较大,同时基础设施、人力配置方面却相对弱一些,尽管以人口为基础的公共卫生资源占有量可能会与发达地区相当,甚至超过发达地区,但是若以地理空间为基础来论,欠发达地区公共卫生资源配置就表现得非常不足,因而资源配置可及性就更差一些(包国宪、颜璐璐,2010),从而对欠发达地区社区公共卫生服务的运行效率和质量的影响相对亦弱些。换个角度来说,欠发达地区政府因为实际的财政情况,常常不得不无奈地面对等米下锅的尴尬处境,所以相对其他影响因素来说,欠发达地区地方政府比较倾向于通过加强组织管理、强化支付方式和行为改变来更大程度地影响社区公共卫生服务的质量和效率,因此监督约束和资源配置变量相对其他因素来说,对绩效的影响力度就会小一些。

三 社区公共卫生服务效果与影响因素间的关系

(一)检验结果讨论

根据前述的假设分析,社区公共卫生服务的效果受到组织管理、资源配置、支付方式、监督约束、行为改变因素的影响,经过结构方程模型的检验,得到的结果如表6-7所示。

表6-7　　　社区公共卫生服务效果与影响因素间实证检验结果

变量关系	标准路径值	相应假设	实证结果
组织管理←效果	修正去除	假设1-3	未通过
资源配置←效果	0.137	假设2-3	通过
支付方式←效果	0.223	假设3-3	通过
监督约束←效果	0.170	假设4-3	通过
行为改变←效果	0.345	假设5-3	通过

由图6-2、表6-7的数据,可分析得出以下结果:

(1)资源配置变量每变化(增加或减少)一个标准差,社区公共卫生服务效果要素同向变化 0.137 个单位，因此假设 2-3 通过检验，即资源配置直接正向影响欠发达地区社区公共卫生服务效果；支付方式变量每变化（增加或减少）一个标准差，社区公共卫生服务效果要素同向变化 0.223 个单位，因此假设 3-3 通过检验，即支付方式直接正向影响欠发达地区社区公共卫生服务的效果；监督约束变量每变化（增加或减少）一个标准差，社区公共卫生服务效果要素同向变化 0.170 个单位，因此假设 4-3 通过检验，即监督约束要素直接正向影响欠发达地区社区公共卫生服务效果；行为改变变量每变化（增加或减少）一个标准差，社区公共卫生服务效果要素同向变化 0.345 个单位，因此假设 5-3 通过检验，即行为改变直接正向影响欠发达地区社区公共卫生服务的效果。组织管理变量对社区公共卫生服务的效果要素的直接正向影响，没有通过结构方程模型检验评判标准的要求，模型修正过程中被修改去掉，因此假设 1-3 没有通过假设检验，即组织管理变量并不直接对欠发达地区社区公共卫生服务效果产生影响。

（2）各影响因素对欠发达地区社区公共卫生服务效果要素所产生的总的影响效应是 0.525，具体如表 6-8 所示。

表 6-8　　　　　影响因素对社区公共卫生服务效果影响总效应

绩效构成要素	变量关系路径	影响强度	影响方向
社区公共卫生服务效果	组织管理→资源配置→效果 + 组织管理→支付方式→效果 + 组织管理→监督约束→效果 + 组织管理→行为改变→效果	0.498×0.137 $+ 0.652 \times 0.223$ $+ 0.599 \times 0.170$ $+ 0.607 \times 0.345$ $= 0.525$	正向

表 6-8 表明，尽管组织管理因素并不直接对欠发达地区社区公共卫生服务效果要素产生正向的影响作用，但是，组织管理因素通过分别作用于资源配置、支付方式、监督约束、行为改变因素却对社区公共卫生服务效果产生着间接的影响作用，除此之外，社区公共卫生服务效果

要素还直接受到资源配置要素及其支付方式、监督约束和行为改变因素的正向影响，总体上，欠发达地区社区公共卫生服务效果要素受到各因素影响的总效应是0.525，即各因素对欠发达地区社区公共卫生服务效果具有比较强的正向影响作用。

（二）检验结果讨论

社区公共卫生服务运行效果是服务投入并运行后最终对社区居民健康状况的改善程度及居民对服务的综合满意程度。社区公共卫生服务以促进健康改善和居民满意为最终目标，当社区居民健康的改善程度越大、居民满意度越高，则意味着社区公共卫生服务取得的效果越好。本书实证研究结果表明，行为改变变量对欠发达地区社区公共卫生服务运行效果要素的影响最大，支付方式、监督约束和资源配置对其影响程度相差不大，而组织管理变量并不直接对欠发达地区社区公共卫生服务效果产生影响，而是通过影响其他因素间接对效果产生影响，总的影响效应是0.525。实证得到这样的结果主要是因为三个方面的原因。

第一，社区公共卫生服务的根本任务之一就是通过健康知识和行为的宣传等主动干预措施，降低人群受慢性病和传染病等困扰的风险。但往往越是经济欠发达地区，传染性疾病、地方病等公共卫生问题表现得就越突出，就越需要加强对健康知识和健康行为的主动干预措施，而这恰好与行为改变变量的作用机制是一致的，当行为与目标保持一致时，必然会极大地促成效果的达成。

第二，社区公共卫生服务组织管理的职责主要是工作协调、职能分工和管理能力，而管理者在社区公共卫生服务中主要担当上传下达的角色，管理者将政府的各项绩效目标转化为组织的行为，并将其传递到基层公共卫生机构，同时监督并考核基层公共卫生机构完成任务的情况，完成任务的途径主要是通过对有限的公共卫生资源合理调配，结合适合的支付方式和激励措施，从而达到最大限度地提供高效率、高质量的社区公共卫生服务、提升居民满意度的目的。因此，组织管理变量并不直接对效果要素产生影响作用，而是间接地作用于其他变量对实施的效果产生影响。这也提示我们，组织协调和管理能力对欠发达地区社区公共卫生服务的效果提高具有非常重要的影响，必须引起欠发达地区公共卫生组织管理部门的注意。

第三，据本书对样本地区的实地调查显示，管理者在政策及绩效目标上传下达的过程中，一方面管理者没能有效地将上级的政策和绩效目标转化为组织的具体行为；另一方面，各部门之间由于职能重叠且交叉，致使部门间踢皮球、互推责任的问题非常严重，工作协调起来非常不顺，因此这也就比较容易解释，为什么各影响因素对欠发达地区社区公共卫生服务效果要素，其总的影响效应只达到了 0.525 个单位的影响力度，相对投入和运行要素影响效应来说是最弱的。

四　社区公共卫生服务绩效影响因素间的关系

（一）检验结果分析

根据本书前述的假设，社区公共卫生服务绩效影响因素中的组织管理因素直接对资源配置、支付方式、监督约束和行为改变因素产生影响，经过第五章的实证假设检验后，得到表 6-9 所示结果。

表 6-9　　社区公共卫生服务绩效影响因素关系检验结果

变量关系	标准路径值	相应假设	实证结果
资源配置←组织管理	0.472		
支付方式←组织管理	0.605	假设6	通过
监督约束←组织管理	0.567		
行为改变←组织管理	0.579		

表 6-9 表明，在五个绩效影响因素中，组织管理变量直接影响着资源配置、支付方式、监督约束和行为改变，且组织管理对支付方式产生的直接影响最大；组织管理变量每变化（增加或减少）一个标准差，支付方式同向变化 0.605 个单位，其次是行为改变同向变化 0.579 个单位，监督约束同向发生 0.567 个单位的变化，资源配置变量同向发生 0.472 个单位的变化，即研究假设 6 通过实证检验。

（二）检验结果讨论

组织管理是社区公共卫生服务绩效实现的保障和组织基础，通过本书第三章关于组织管理对社区公共卫生服务绩效影响的阐述可知，组织管理变量可以直接作用于公共卫生机构、部门和人员，并且通过各级公共卫生管理者运用行政管理手段达到实现社区公共卫生服务的目标。因而组织管理作用的整个过程必然涉及公共卫生资源分配、支付方式的发挥以及通过什么样的手段或措施对社区公共卫生服务质量进行监督约束、怎样激励社区公共卫生服务机构和服务人员主动、积极地提供公共卫生服务，引导公共卫生服务人员的工作态度和行为发生变化。而且，社区公共卫生服务组织管理终极目标就是为居民提供便捷的公共卫生服务，满足居民对于公共卫生服务的需求，改善居民的健康状况，很明显，组织管理的目标和社区公共卫生服务的目标是相同的。因此，假设6通过了检验，组织管理直接影响着资源配置、支付方式、监督约束和行为改变。这一结果同时也表明，欠发达地区社区公共卫生服务的管理者更倾向于通过组织管理这种比较传统的管理方法进行管理，而对于其他影响因素可能认识不足，或者没有能力改变其他影响因素。

但是社区公共卫生服务目标的完成需要各级机构、部门和人员的分工、合作与协调才能达成。我国多年的社区公共卫生服务的实践证明，责、权、利、岗、能、绩等不明确、不一致，对社区公共卫生服务绩效有着非常严重的影响，这一点在本书调查的样本地区也得到了充分的证明。结合欠发达地区现实状况来说，受区域、人文社会环境、知识结构等的影响，欠发达地区公众受教育程度一般都低于发达地区的公众，且欠发达地区的公众健康意识、接受健康教育、健康素养等方面也普遍不及发达地区。在这种情况下，更需要社区公共卫生服务人员在提供公共卫生服务的过程中更主动、更有意识地去引导和宣传健康知识和生活方式，而支付方式变量所具有的绩效约束和激励功能则能比较直接地督促服务人员的主动性、积极性得到表现。因此，组织管理者在组织实施社区公共卫生服务时，更倾向于利用支付方式的绩效约束和激励功能（何长江，2011），在保障现有的卫生资源得到合理配置和使用的基础上，通过适当的激励手段，如营造良好的工作环境、职业发展平台、实施绩效工资等手段，以更好地激发出公共卫生服务人员积极的工作态度、主动引导的服务行为等，帮助公众提高健康意识和健康素养的能力，因此假设6不仅通过了检验，而且组织管理对支付方式的影响程度更强烈一些。

影响因素对欠发达地区社区公共卫生服务绩效要素总影响效应如表6-10所示。

表 6 - 10　　　　　　　绩效影响因素影响效应汇总

绩效构成要素	变量关系路径	影响强度	影响方向
社区公共卫生服务投入	组织管理→投入 + 组织管理→资源配置→投入 + 组织管理→支付方式→投入	0.274 +0.5×0.169 +0.65×0.31 =0.563	正向
社区公共卫生服务运行	组织管理→运行 + 组织管理→资源配置→运行 + 组织管理→支付方式→运行 + 组织管理→监督约束→运行 + 组织管理→行为改变→运行	0.180 +0.498×0.110 +0.652×0.266 +0.599×0.130 +0.607×0.365 =0.707	正向
社区公共卫生服务效果	组织管理→资源配置→效果 + 组织管理→支付方式→效果 + 组织管理→监督约束→效果 + 组织管理→行为改变→效果	0.498×0.137 +0.652×0.223 +0.599×0.170 +0.607×0.345 =0.525	正向

本书所提假设的最终实证检验结果汇总见表 6 - 11。

表 6 - 11　　　　　　　实证检验假设汇总

研究假设	模型路径	标准路径值	实证结果
假设 1 - 1：组织管理直接正向影响欠发达地区社区公共卫生服务的投入	组织管理→投入	0.274	通过

续表

研究假设	模型路径	标准路径值	实证结果
假设1－2：组织管理直接正向影响欠发达地区社区公共卫生服务的运行	组织管理→运行	0.180	通过
假设1－3：组织管理直接正向影响欠发达地区社区公共卫生服务的效果	组织管理→效果	修正去除	未通过
假设2－1：资源配置直接正向影响欠发达地区社区公共卫生服务的投入	资源配置→投入	0.169	通过
假设2－2：资源配置直接正向影响欠发达地区社区公共卫生服务的运行	资源配置→运行	0.110	通过
假设2－3：资源配置直接正向影响欠发达地区社区公共卫生服务的效果	资源配置→效果	0.137	通过
假设3－1：支付方式直接正向影响欠发达地区社区公共卫生服务的投入	支付方式→投入	0.314	通过
假设3－2：支付方式直接正向影响欠发达地区社区公共卫生服务的运行	支付方式→运行	0.266	通过
假设3－3：支付方式直接正向影响欠发达地区社区公共卫生服务的效果	支付方式→效果	0.223	通过
假设4－1：监督约束直接正向影响欠发达地区社区公共卫生服务的投入	监督约束→投入	修正去除	未通过
假设4－2：监督约束直接正向影响欠发达地区社区公共卫生服务的运行	监督约束→运行	0.130	通过
假设4－3：监督约束直接正向影响欠发达地区社区公共卫生服务的效果	监督约束→效果	0.170	通过
假设5－1：行为改变直接正向影响欠发达地区社区公共卫生服务的投入	行为改变→投入	修正去除	未通过
假设5－2：行为改变直接正向影响欠发达地区社区公共卫生服务的运行	行为改变→运行	0.365	通过
假设5－3：行为改变直接正向影响欠发达地区社区公共卫生服务的效果	行为改变→效果	0.345	通过
假设6：欠发达地区社区公共卫生服务绩效影响因素——组织管理直接影响资源配置、支付方式、监督约束和行为改变	组织管理→资源配置	0.50	通过
	组织管理→支付方式	0.652	
	组织管理→监督约束	0.599	
	组织管理→行为改变	0.607	

第七章 社区公共卫生服务绩效问题审视与管理启示

本部分在第六章有关欠发达地区社区公共卫生服务绩效结构模型、绩效与影响因素关系模型实证检验及讨论的基础上，围绕绩效影响的五个因素，分析讨论社区公共卫生服务开展过程中的问题表现，并归纳我国欠发达地区社区公共卫生服务绩效问题的关键之处，从而为本书的实证结果进一步提供现实依据。进而根据第六章实证检验的数据证据和本章的现实依据，得出欠发达地区社区公共卫生服务绩效改善的政策管理启示。

第一节 社区公共卫生服务绩效问题审视

基于上述实证检验的数据证据，本节围绕五个影响因素，探讨样本地区开展社区公共卫生服务的实施情况，并进一步归纳出其绩效问题的关键所在，以对我国欠发达地区社区公共卫生服务绩效提升的政策管理启示提供现实依据。

一 基于组织管理的审视

基于公共价值的政府绩效治理理论（PV - GPG）指出：组织管理方面存在的问题是导致绩效损失的一个比较重要的原因（包国宪、王学军，2013）。根据前述对组织管理因素的阐述分析，组织管理因素在整个社区公共卫生服务中处于核心地位，对社区公共卫生服务绩效的影响主要体现在职能部门协调、职能履行与分工、管理能力等方面，并由此布局责权清晰、覆盖合理的组织服务网络，通过管理者上传下达，落实并执行上级政策和各项绩效任务，从而直接作用于公共卫生组织和公共卫生服务人员。

社区公共卫生服务机构作为国家公共卫生服务组织网络的"网底"工程，除了承担一些基础医疗外，最主要的任务就是承担国家规定的基本公共卫生服务项目的职能履行，在其完成社区公共卫生服务职能的过程中，需要专业公共卫生机构的多方协调配合和指导才能有效地完成任务。但据本节在对样本地区有关卫生管理者调查交流的过程中了解到，各个地方普遍反映社区公共卫生服务开展过程中，疾控中心、卫生监督、妇幼保健等专业卫生机构和基层社区公共卫生机构之间实质上并没有建立起通畅的协作机制，尤其在重大疾病防治、食源类疾病防治方面各部门的合作和配合非常不顺，而社区公共卫生服务机构也常常缺乏各专业卫生机构的技术指导。本书基于样本地区各专业卫生机构和社区卫生服务机构实施的问卷调查也进一步表明，社区公共卫生服务开展过程中，认为工作比较协调和非常协调的比例仅分别达到了 28.5% 和 9%。社区公共卫生服务机构需要经常面对多而烦琐的任务，尽管近几年在划拨经费时政府已经对之倾斜，增加向社区公共卫生服务机构的投入，比如 2013 年人均经费已经达到了 30 元（2014 年是 35 元/人），但据有关数据显示，部分社区公共卫生服务指标完成的实际情况并不好。例如，截至 2013 年年底，样本地区居民健康档案电子建档率是 72%，慢性病管理控制率也比较低，糖尿病血糖控制率仅达到了 60.5%，健康管理率也只达到了 25.68%[①]，所建档案数量多而实质内容比较少，质量比较差。且本书的问卷调查也证实，在所有的调查者中，认为本机构有能力完成社区公共卫生服务任务的比例仅达到了 39.9%，有 60.1% 的调查者认为社区公共卫生服务机构承担的职能并不合理。

对于社区公共卫生服务网络方面，本书调查亦显示，认为社区公共卫生服务网络设置比较合理的比例只有 43.1%，而根据 Y 市 X 区疾控中心对样本地区的五个地级市社区公共卫生服务的现状调查显示，每个社区卫生服务站平均需要向 15899 人提供服务，Y 市每个服务站平均需要向 18135 人提供服务，服务人口数最多；S 市最少，但也平均需要向 10418 人提供服务。按照宁夏对社区卫生服务机构的规划标准要求的平均每 6000—10000 人要拥有一个社区卫生服务站、每 10 万—12 万人则规划设立一个社区卫生服务中心来看，除 S 市基本达到标准外，其他四

---

① 数据来源于宁夏卫生与计划生育管理委员会基础卫生处（2014 年 11 月 11 日）。

个市均没有达到标准要求，社区卫生机构设置不合理、人群覆盖率比较低的问题极大地影响着居民享受社区公共卫生服务的公平性。另外，宁夏医科大学公共卫生学院的一项调查显示，61.8%的社区卫生服务人员对管理者的管理能力并不满意，这与本书问卷调查的结果基本一致。进一步研究表明，绩效考核与工作成果没有得以充分结合，工作人员积极性没有很好地激励起来，从而极大地影响着社区公共卫生服务的效率和质量，管理者对于社区公共卫生服务机构的管理能力也需要提升。①

由上述阐述可知，欠发达地区社区公共卫生服务绩效影响因素在组织管理上的问题主要体现在职能部门协调不畅、职能分工不明确、管理能力不高、社区卫生服务网络设置不合理等。

二 基于资源配置的审视

资源配置指将卫生资源以合适的方式得以分配，以充分发挥出卫生资源的作用，资源配置主要从人员配置、基础设施、地理区域等配置可及性和经过科学成本测算后的配置效率两个方面影响着社区公共卫生服务的绩效。

资源配置可及性比较均衡可以使得居住在不同区域、不同的人群均等化地享受到社区公共卫生服务，对于欠发达地区而言尤其以地理区域可及性最为重要。据2013年统计显示，欠发达地区2012年平均每万人拥有社区卫生机构只有0.37个，仅达到了同期发达地区的62.7%左右。在笔者实地调研中发现，样本地区目前的公共卫生资源配置的可及性并不均衡，据Y市卫生局相关负责人介绍："2013年Y市建成了社区卫生服务机构达到65所，社区卫生服务中心占到了其中的6所，社区卫生服务站是59所，可以为130万左右的居民提供社区公共卫生服务。但依据国家和本地对社区卫生服务中心和站的规划设立标准，中心需要每3万—10万居民建1所，站是每1万居民设置1所的标准，Y市的社区卫生服务网络达不到要求，部分小区尤其是新建小区、城乡接合部的居民无法或者要到距离比较远的中心（站）才能享受到公共卫生服务。"不仅在地理区域上配置可及性不均衡，基础设施配备方面也同样不均衡，以社区公共卫生服务站的业务用房为例，按照国家和样本地

---

① 数据来源于宁夏医科大学公共卫生学院对宁夏Y市、S市、W市、Z市、G市社区卫生服务站工作人员调查。

区的设置标准：社区卫生服务站提供服务的人口数一般为1万人左右，建筑面积不能低于200㎡来看，经济发展好一些的Y市、S市平均面积均达到或略超过设置标准，而经济发展一般的W市、Z市则小于200㎡，经济发展较为落后的G市刚好达到设置标准。

资源配置效率提高带来的直接产出就是可以有效地提升公共卫生服务的产出，促进服务数量、质量的增加，从而改善社区公共卫生服务的绩效。而合理配置其服务人员，提高工作效率，将会增加服务的数量，从而在降低社区公共卫生服务项目成本的同时，也改善了其绩效。据统计，欠发达地区2012年社区卫生服务机构平均拥有卫生技术人员8万人左右，而发达地区则平均拥有26万人左右，欠发达地区只达到了发达地区总量的30%左右，且69%左右的人员是大专以下学历。[1] 而对样本地区Y市社区卫生服务中心（包括站）的公共卫生服务项目的实际和标准成本实施的计算显示，劳务消耗在所有公共卫生成本中占比达到了73.38%，劳务消耗比重过大反映出样本地区的社区公共卫生服务绩效的提高更多地来自其人员的劳务投入。但在本书实际调研中，不少社区卫生服务站的负责人也反映，由于人员紧张，现有的工作人员工作压力特别大，Y市社区卫生服务站李站长介绍："我们社区目前只有6个工作人员，但要负责周边接近2.5万人的卫生服务，除了平时的门诊外，还有大量的健康建档、孕产妇访视、慢性病管理、儿童保健等公共卫生服务，我们几乎停不下来，加班加点，不能正常下班，没有正常的作息时间，对我们已经是家常便饭了，习惯了。"宁夏医科大学公共卫生学院的调查也显示，大致有40.7%的社区卫生服务人员反映目前的工作量过大，影响着社区公共卫生服务的质量。很多服务人员并不是有着系统专业知识的公共卫生人员，而是由行政、医疗或者护理岗位调整的人员构成，而且人员中医生、护士比例基本相同，总计接近79.5%，而防保人员、检验人员等公共卫生人员则不足20%，几乎没有专职的健康教育员，兼职现象相当普遍。学历也以大专及以下人员占据多数，接受全科培训的人员中，G市的比例最大，大部分人员都没有接受过正规的岗位培训。这些表明样本地区目前对于卫生人力资源的配置还很不充分，技术人员缺乏培训，素质整体上比较低，进而影响着社区公共卫

---

[1] 根据2013年中国卫生统计年鉴整理。

生服务绩效的质量和持续发展。以上这些也提示我们，社区公共卫生服务如果根据成本测算得出的结果制定相应的经费补偿标准和办法，提高资源配置的效率，将更有利于欠发达地区社区公共卫生服务的绩效改善。

由上述阐述可知，欠发达地区社区公共卫生服务绩效影响因素在资源配置上的问题主要体现在资源配置不均衡、配置效率不高。

三　基于支付方式的审视

支付方式对社区公共卫生服务绩效的影响主要体现在服务提供方的行为方面，如前所述，通过支付水平是否适宜和成本控制能力如何，可以反映出支付方式对社区公共卫生服务的绩效影响情况。

自 2009 年开始，样本地区在 G 市实施了关于创新型支付方式、提升卫生服务支出效益的项目试点，在基层卫生机构实行了门诊包干预付制度，将年度门诊经费和公共卫生经费以"打包"的形式按季度预拨 70% 的经费，30% 的经费则根据年度绩效考核的结果予以全额或差额兑现，对突发事件予以合理补偿，保证了基层卫生机构开展公共卫生服务所需的经费。2012 年 7 月开始，在试点项目成功的基础上，开始在 W 市和 Z 市推广了这种创新支付制度，从而扩大了创新支付制度的覆盖区域，提升了政府投入资金在基层卫生的使用效益。从目前的实施情况来看，样本地区通过创新支付制度的改革，比较有利于改善政府投入的成本控制能力，一方面保证了基层卫生机构提供社区公共卫生服务的经费；另一方面则以绩效考核的方式约束了服务提供方的行为，从而充分激发起了基层机构积极踊跃地提供公共卫生服务，凸显出基层卫生机构的综合效益，达到了双方互赢的结果。

对于支付水平的适宜性与服务提供方所提供的公共卫生服务的数量及其质量对应的劳动所得相关，支付水平适宜将起到激励工作人员的作用，从而促进其提供数量更多、质量更优的公共卫生服务。虽然样本地区自 2011 年起，社区卫生服务中心（包括政府主办的社区卫生服务站）和乡镇卫生院的人员工资纳入政府全额预算，实行绩效工资制，对于政府购买的社区卫生服务站按照所服务的人口数量和基本公共卫生服务经费补助标准（2014 年为 35 元/人），依据其提供的社区公共卫生实际服务数量和最后的质量情况实行绩效考核后拨付。并且自 2012 年起，对于支出节余部分可以用于基层机构和人员的奖励，从而激励工作人员的积极性。但是，由前述资源配置的阐述可知，样本地区配置的基层卫生机构无论在网点还是人员方面都表现不足，然而负责的任务却越来越烦琐、越来越重，基层卫生工作人员的工资水平仍然维持原有的基础不变，基层卫生工作人员的满意度比较低下。乔慧曾对宁夏社区卫生工作人员的满意度进行研究后指出，社区卫生服务的质量高低与工作人员的工作满意情况相关性非常高，社区卫生工作人员满意度的高低不仅关乎到社区卫生服务队伍的稳定，同时也会降低居民的满意度（乔慧、李正直，2012）。本书对样本地区五个地级市的社区公共卫生服务人员展开的工作满意度数据调查也显示，工作人员对目前的薪酬待遇满意或比较满意的比例仅为35.6%，认为自己的工资与实际付出的劳动所得少很多的比例是51.5%，希望增加收入的人员比例则达到了56.7%，这些表明社区卫生服务人员的收入水平总体上比较低，与实际提供的公共卫生服务的数量及其质量并不对等，这也是近几年样本地区基层卫生服务机构普遍都有的问题。

对于控制成本的能力如何，主要是通过绩效考核结果来反映。样本地区从2009年开始实行创新型支付方式的工作后，依据绩效考核的结果拨付剩余的30%经费，并且允许将这30%用于人员奖励性资金，这一定程度上激发了基层卫生服务机构和人员的积极性和踊跃性，凸显出了基层卫生机构综合效益。但是据笔者实地调查发现，部分基层卫生机构疲于应付卫生机构的绩效考核，尽管开展工作的数量多，但质量却与绩效考核的出发点背道而驰，从而影响着社区公共卫生服务的绩效。比如样本地区的健康档案记录工作，尽管从2006年开始在Y市的35家基层卫生服务机构试用，2012年3月开始在全部地区推行"宁夏城乡居民健康档案管理系统"软件，截至2013年电子建档率达到了72%的水平，有力地提升了卫生服务和管理水平。但从已经建立的健康档案记录来看，健康档案重数量轻质量、重建立而忽视使用的问题比较严重，居民健康档案停留在基本信息的填写，某些基层卫生机构为完成年度考核的任务，突击快速建档，记录缺失、内容明显重复、矛盾的地方比较多，而且部分居民对健康档案的工作并不认可。W市某社区卫生服务站的王站长说道："我们小区是新建小区，年轻人比较多，入户建档比较困难，白天没有人，晚上敲也不开门，有些人害怕个人信息泄露，态度强硬拒绝建档，说是不需要我们管理，自己的健康自己负责！"不仅如此，"即使建立了健康档案，但'死档'也比较多，健康档案并没有取得有价值的利用"（S市疾控科室中心负责人），"对于空置房或出租房的健康档案也难以管理，空挂户和流动人员我们没有建立健康档案"（Y市J区社区卫生服务站站长）。诸如此类问题的存在，不仅没有达到指导居民健康管理的基本要求，也违背了国家要求建立健康档案的初衷。

由上述阐述可知，欠发达地区社区公共卫生服务绩效影响因素在支付方式因素方面的问题，主要体现在支付水平与服务人员劳动所得不对等、绩效考核没有真正起到应有的作用。

四　基于监督约束的审视

社区公共卫生服务质量是运行与管理的生命线，监督约束环节的实施是保证社区公共卫生服务质量的一项基本措施，通常由各级卫生行政管理部门运用行政、法律手段，对服务开展的资质、过程及结果发布进行监督约束，最大限度地减少社区公共卫生服务开展中可能出现的绩效问题。

监督约束的资质监管可以对参与社区公共卫生服务的工作人员、机构、产品等的准入资格进行规范和约束，从而保证服务的实施能为居民带来安全、可靠的公共卫生服务保障。从实际调查来看，这个环节的监督约束主要是通过规范社区卫生服务机构的审批制度来实现，各级卫生行政部门严格按照相关医疗机构管理条例实行社区卫生服务机构举办准入和执业准入制度，规定服务人员必须具有法定执业资格，符合国家规定的相关卫生技术人员的条件，并且通过全科医学专业培训且获得资格证书后才可以被聘上岗，因此，相对过程和结果监管来说，这个过程比较容易实现。

对于过程、结果的监督约束来说，其监督的主体不但有各级卫生行政管理部门的参与，也有社区居民和舆论的参与。在样本地区调查的过程中发现，各基层卫生服务机构绝大部分都设置了监督平台，主动公布卫生服务投诉电话，并且将服务规范、质量标准等监督细则张贴在明显的地方供社区居民和社会舆论监督控制其服务。但是对于具体的过程和结果的监督控制则显得比较薄弱。在与样本地区W市卫生局吴姓工作人员交谈中了解到："我们也知道对于过程的监管有时只是形式，但我们也没办法，就几个人，要去监管很多的基层卫生机构，计划中的监管活动无法非常仔细、认真地进行，只能走一走，看一看，不可能长时间地对他们进行监管，有心无力"。G市某社区卫生服务站工作人员说道："有时听说某部门的检查人员要来了，知道他们着重检查哪方面，就赶着把这方面的工作做完。"而据样本地区每年对基层卫生服务机构执行社区公共卫生服务的绩效考核报告来看，尽管各级卫生行政管理部门都建立了监督机制和绩效考核机制，并且定期或不定期地组织人员深入基层卫生服务机构进行督导核查，监管的方法通常是查阅资料、现场检查和走访居民几种形式。但在有些环节上督导核查却流于形式，比如经过查阅某社区卫生服务机构疫苗接种工作记录，发现接种率比较高，但是对于疫苗的管理、疫苗接种是否规范操作等则无法监管，也缺乏有针对性的监管控制策略。现场检查也只能发现表面问题，比如，按照国家的要求，建立居民健康档案需要对居民进行查体、血糖、血压等常规性的检查，但如何对检查的质量予以保证，如何规范服务流程和服务行为，则难以实施监督控制。

对于社区公共卫生服务质量监管的结果，样本地区相关文件规定："按照属地管理原则，上一级负责对下一级的质量进行考核，考核结果反馈给被检查单位，结果排名并在全市、全区通报。"从规定中可以发现，样本地区对于服务质量的考核结果公布仅在卫生系统内部中进行，并没有相应的服务质量的信息公开发布机制，社区居民对于本辖区内的基层卫生服务机构的服务质量和服务结果的信息获取量非常少，即使在相应的政府网站也无法详细地查阅到考核的结果。监管结果信息的不透明，使得服务的质量客观上无法接受居民的监督，而居民对于基层卫生服务机构服务功能定位的知晓度也进一步降低，从而参与和支持基层卫生服务发展的积极性也不高，进而影响着社区公共卫生服务的绩效。

由上述阐述可知，欠发达地区社区公共卫生服务绩效影响因素在监督约束上的问题，主要体现在对于服务过程的监督约束不到位和对监督结果发布不透明方面。

五　基于行为改变的审视

行为改变在社区公共卫生服务开展过程中，主要通过社区公共卫生服务提供者在提供公共卫生服务时以其规范化的业务知识和行为，对服务利用者通过健康知识和健康生活行为的宣传、引导等主动干预手段的实施，逐渐培养起居民健康的生活方式和生活行为，最终达到健康改善的目的。行为改变对社区公共卫生服务的绩效影响呈现出长期性和持续性的特点，需要社区公共卫生服务提供者和服务利用者共同配合才能实现健康改善的最终目的。

对于社区公共卫生服务提供者来说，定期展开的预防保健性教育活动，这种似乎是对技术要求低且较为花费时间的"关怀"式的工作不仅是其核心工作，而且也经常被看作社区公共卫生服务质量比较高的标志（沈莉，2014）。目前样本地区在健康知识的宣传、健康生活的行为引导等主动干预方面开展了很多活动，取得了比较好的社会效益。比如，2014年3月，宁夏卫生计生委组织了各级卫生行政部门、妇幼保健和社区卫生服务机构在Y市开展了"庆三八·送健康"的活动，通过宣传、健康咨询、健康课堂等不同的干预手段，提高妇女的健康知识和保健意识，G市开展了健康知识咨询宣传活动，S市D区在辖区内开展了义诊咨询台。总体上，近几年由于国家公共卫生干预策略的实施和对欠发达地区公共卫生投入加大的影响，样本地区社区公共卫生服务提供者的主动干预行为和活动实施的情况比较令人满意。

但是任何一项公共健康促进的干预措施要想取得预期的效果，取决于所有公众的自觉接受和利用。社区公共卫生服务提供者通过媒体宣传、健康咨询、政策引导等主动干预措施尽管可以在很短的时间内引起居民的兴趣，让很多居民获得一些健康知识，但是要想进一步促进居民个体的行为发生改变，则与每个居民对健康知识和健康生活行为的态度和接受程度密不可分。因此，如何促进居民的个体行为发生改变，关系到整个社区公共卫生服务绩效是否得以提升。在对样本地区调查时发现，对社区公共卫生服务认识和接受的态度、程度极大地影响着居民的行为改变。比如，经过社区公共卫生服务者的主动干预措施，很多居民对高血压、糖尿病有了一定的认识，但是在卫生服务人员进行规范管理时，有些居民思想上并不认可，行为上也不予以配合。与Z市某社区卫生服务站田站长进行交谈时了解到："我们向建立了健康档案的高血压、糖尿病人提供免费的量血压、测血糖服务，但是他们经常不会主动来，打电话叫也不来，只说自己会注意，有的人就是不想吃药，有的人来测了，稍微恢复一点就停了，我们告诉他不能随便停药，危害很大，但他们就反驳，就是不相信，尤其是一些老人，思想很难转变。"在健康教育方面也同样存在着居民关注度和配合度不高的问题，"居民对健

康教育好像没有多大热情，不以为然，每次健康教育时来的绝大部分是
老年人，而且还得送一些小礼物，要不下次就不来了，健康教育的效果
也不明显，行为上也没有多大变化，主要是健康意识不强"（Y 市 X 区
社区卫生服务站王站长）。由此可见，增加居民对于健康知识和健康生
活行为的认识和接受，是促进居民行为改变的重要因素。

由上述阐述可知，欠发达地区社区公共卫生服务绩效影响因素在行
为改变上的问题主要体现在居民对社区公共卫生服务在思想意识上的接
受程度和配合程度。

第二节　管理启示

任何国家或地区公共卫生服务若在管理上存在很多问题，同时其效
率比较低而资金又不足，不可能会有较好的绩效产生。结合第六章实证
检验的数据证据和本章归纳的绩效问题关键点的现实依据，本书认为，
对于欠发达地区社区公共卫生服务绩效提升可以从四个方面予以更多的
关注。

一　社区公共卫生服务组织体系方面

本书实证结果的数据证据表明，社区公共卫生服务的组织管理因素
不仅会对欠发达地区社区公共卫生服务的投入和运行要素产生直接的影
响作用，而且通过分别作用于资源配置、支付方式、监督约束与行为改
变变量对社区公共卫生服务的投入、运行与效果要素产生着间接的影
响，其影响总效应分别达到了 0.563、0.707 和 0.525，是影响欠发达
地区社区公共卫生服务绩效比较强的因素，且对运行要素产生的影响作
用最明显，而质量又是运行要素中最重要的。另据组织管理变量在欠发
达地区社区公共卫生服务绩效问题审视的现实依据表明，组织管理体系
内各个部门间明确的职能分工与协作、管理能力、科学合理的布局服务
组织网络是优化组织管理、促进欠发达地区社区公共卫生服务绩效得以
改善并提升的关键所在。

"基于公共价值的政府绩效治理理论"（PV – GPG）指出，政府绩
效的每一个生产环节都应该体现出公共价值，每个阶段都应以科学的管
理方法和工具保证服务"效率最大化"和"产出最大化"（包国宪、王

学军，2012）。延续这个分析思路，根据本书实证得出的数据证据和现实依据，针对欠发达地区社区卫生服务机构所承担的职责与其配备的人员、经费、能力间不对称问题比较突出的实际，欠发达地区在开展社区公共卫生服务时，除政府加大投入力度外，最重要的是对运行过程中的质量予以重视。卫生行政部门展开调研与论证，充分调查本地社区卫生服务机构在人员、资金、技术等方面所具备的能力，是否与其所承担的公共卫生服务和具体内容相匹配，调整、优化社区卫生服务机构现有的资源配备，提升管理能力，并加强对社区卫生服务机构的技术指导与人员培训、进修的同时，将重大疾病防治与筛选、食源类疾病防治等要求比较高的专业性公共卫生服务项目交由专业公共卫生机构承担，而社区卫生服务机构只承担诸如健康教育等与社区居民接触比较密切的一些基础性项目，使各专业公共卫生机构和社区卫生服务机构各司其职，协同配合，共同促进社区公共卫生服务绩效得以提升。同时，专业公共卫生服务机构加强对基层卫生服务机构的业务、技术指导与培训，盘活支付方式所具有的绩效约束和激励功能，激发工作人员服务的积极性和规范性，将现有的人力、物力在有限的条件约束下，提升社区公共卫生服务资源配置的效率，改善社区公共卫生服务运行的效率和质量。除此之外，欠发达地区公共卫生行政管理单位，要对现有的社区公共卫生服务网络设置的情况展开调查，使社区公共卫生服务网络的设置与布局符合当地的规划要求，从而拓宽社区公共卫生服务机构的覆盖面与职能范围，增强社区公共卫生服务资源配置的可及性，使得社区居民能够均等、公平地享用社区公共卫生服务。

二　社区公共卫生服务绩效考核方面

如前文所述，社区公共卫生服务绩效指标设计、支付方式、监管约束等多个变量，都与绩效考核紧密相连。本书实证结果亦显示，支付方式对欠发达地区社区公共卫生服务绩效的投入要素影响最强，而人员经费则对投入要素比较重要；监督约束对效果要素的影响较大一些，而健康改善则对效果要素是最重要的。因此界定清晰、明确、科学、合理的绩效考核目标、考核内容、考核工具和方法，使得欠发达地区不多的投入运行在合理且必需的设备、人员、材料等地方，在提高资金使用效率的同时，尽量确保服务人员的薪酬水平与其工作量对等，并将绩效考核与实际工作成果结合，强化对服务过程环节的质量监察，阳光化服务结果，让公众认可社区公共卫生服务，同时结合欠发达地区社区公共卫生服务支付方式改革和多种监督约束措施的同步实施，充分激发起服务人员主动、积极、规范的服务行为，促进公众健康改善效果得以持续，这对于改善欠发达地区社区公共卫生服务绩效有着积极的推动作用，并在本书的实证研究中也予以了印证。

绩效管理作为政府的一项管理工具，贯穿于政府活动的各项变革中，成为政府提高公共产品和公共服务效率和质量的关键手段之一。成功的政府绩效评价不但由评价自身决定，而且与绩效管理的全过程相关度很大（陈振明，2006）。然而长期以来，我国的政府绩效管理与评价是以科层制为制度基础，实施政府绩效管理与评价经常被作为政府实现责任、强化控制的手段；但由于缺乏科学的政府绩效管理与评价导向，现实中常常出现为管理而管理、就评价而评价的评估怪圈，重结果轻过程、重眼前轻长远、重发展轻民生、重数量轻质量等一系列扭曲的绩效观问题频频发生（包国宪、王学军，2013）。而且，目前很多绩效考核都是由上一级的卫生行政机构或部门进行，由于涉及自身的利益，绩效考核结果很容易出现虚假或夸大的现象，其真实性不言而喻。周志忍（2011）指出，仅为追求绩效考核结果而出现某种"破坏性竞争"的行为时，就需要审视与之相关的制度是否恰当。

因此，以科学的绩效观为导向，正确认识和理解政府绩效管理的科学内涵，引入第三方绩效评价的模式，弱化重结果、轻过程、唯数量、少质量的绩效考核思想和工具，探索能体现公平、效率的综合型评价体系，不仅要考核社区公共卫生服务的数量、质量等指标，将绩效考核与工作效果挂钩，重视投入资金的使用效率，设计灵活的薪酬调整机制，保障人员经费的适宜性，同时更要重视考核过程、程序、周期的恰当性、合法性、经济性和可行性，认识到社区公共卫生服务绩效产生的滞后性和长期性，采用逐步推进的绩效考核策略，更多地将社区公共卫生服务的健康改善目标和所产生的社会效益作为绩效考核的关注点，不断改进社区公共卫生服务的绩效考核工具和方法，不仅是欠发达地区社区公共卫生服务实行支付方式改革创新的一个重要前提，也是政府强化对社区公共卫生服务监管约束的一个重要手段，从而达到改善欠发达地区社区公共卫生服务绩效水平的目标。

三　社区公共卫生服务资源配置均等化方面

本书的实证研究结果证明，资源配置分别直接影响着欠发达地区社区公共卫生服务绩效的投入、运行和结果要素三个阶段的绩效，其影响程度分别达到了 0.169、0.110 和 0.137，而且基于资源配置变量审视的现实依据显示，社区公共卫生服务在不同的区域之间供给差异比较大，经济发展程度稍高一些的区域，政府提供的社区公共卫生服务的数量和质量均高于经济发展水平落后的地区，而资源配置不均衡是造成这一差异的重要原因之一，且资源配置不均衡集中反映在人员、基础设施、地理区域等可及性不均衡和配置效率的不均衡性方面，从而对不同区域的居民公平、公正地利用社区公共卫生服务和健康改善的结果都产生着非常不利的影响。因此，对资源配置的均衡性，在社区公共卫生服务均等化不断推进展开过程中，需要引起欠发达地区的重视。推进基本公共服务均等化作为"十二五"规划的一项重要内容，也是各级地方政府的重要职责之一。然而在推进制度建设的同时，更多地关注资源配置均衡，使得公众对于公平、公正的价值诉求得到实现，保障公众能够公平、公正地获得社会公共资源，既是各级政府义不容辞的职责，也是基本公共服务均等化取得重大进展的前提和重要基础（夏锋，2011）。①

实际上，"均等化"是相对的概念，不存在绝对的"均等化"，因而对公共资源的配置均等就需要对其不断地调整、不断地优化，在公共资源不断的动态变化中寻求其均衡化。因此，对于欠发达地区而言，兼顾公平与效率的同时，需要根据不同地区的区域特点，在不同的社区公共卫生服务项目之间，结合城市规划和项目的成本测算，从时间和空间双向角度，将投入有限的人员、基础设施、资金等公共卫生资源不断地调整、优化，寻求其均衡化配置，提升投入的使用效率，调整薪酬支付机制，制定相应的经费补偿办法，提高基层公共卫生服务人员的工资水平。对于经济发展比较落后，但对社区公共卫生服务需求又比较多的区域予以适当的倾斜，减弱资源配置的可及性差距，优化社区公共卫生服务的投入使用效率，这也是提高欠发达地区社区公共卫生服务绩效的一个可行性的策略。

---

① 夏锋：《推进基本公共服务均等化需关注公共资源配置均等化》，《中国经济导报》2011 年 6 月 18 日第 B01 版。

四 社区公共卫生服务公众参与方面

本书实证检验的结果表明，欠发达地区社区公共卫生服务绩效影响因素的行为改变和监督约束两个变量都与公众的参与有关联，且行为改变变量对欠发达地区社区公共卫生服务的运行和效果要素都是最大的影响因素，而公众健康改善又对效果要素最重要。另据行为改变和监督约束变量审视的现实依据表明，公众的积极参与对于健康的生活和行为方式的意识转变和培养、强化服务的监督约束效力、提高服务的质量水平，最终达到健康改善的效果目标表现出积极的作用。

在公共服务供给的过程中，公共管理者要充分掌握公众的喜好，调动更多的公众参与到公共服务的供给过程中（陈振明，2011）。社区公共卫生服务是政府向公众免费提供的一项公共卫生产品，公共性是其本质属性的表现，是政府职能在公共价值理念上的恰当体现（包国宪、王学军，2012），其最终的目标是追求全体公众的健康改善，因此只有公众积极参与，社区公共卫生服务的公共性才能得以更好地彰显。包国宪、曹惠民等（2012）亦认为，公众参与可以更好地体现出政府提供公共服务的公共性本质。[1] 而培养公众对自身健康的关注、提升其健康意识、促进其行为方式转变、改善其健康状况，则是公众参与社区公共卫生服务的第一步，同时也是最重要的一步。公众积极地参与和配合是保障社区公共卫生服务可持续性发展的必要条件，对于提升社区公共卫生服务的质量、增强政府回应性具有至关重要的作用。

因此通过相应的制度安排，吸引、带动公众积极、主动参与到社区公共卫生服务的监督约束环节中，提升公众对于服务过程和结果的监督意识，倾听公众的声音，不仅有助于提高公众对于政府的信任，增强政府回应性，也将有助于解决社区公共卫生服务过程与结果监督约束环节中存在的问题，从而达到改善社区公共卫生服务绩效的目的。在行为改变方面，需要社区公共卫生服务利用者和提供者的主动配合才能达到健康改善的目的，针对欠发达地区公众对于健康知识和健康生活行为的认知和接受程度比较低的情况，结合各地区居民的生活习惯和生活行为，制定完善的健康教育规范，将健康教育活动融入居民的生活中，普及健

---

① 包国宪、曹惠民、王学军：《地方政府绩效研究视角的转变：从管理到治理》，《东北大学学报》（社会科学版）2012年第5期。

康知识和健康的生活行为，在居民间营造良好的公共卫生文化气氛，转变居民对社区公共卫生服务排斥的态度，提升居民对服务的关注和利用的积极性，形成全民共同参与社区公共卫生服务的氛围，转变居民"让我预防"的被动思想为"我要预防"的主动参与，将对增强居民健康素养、提升公众参与、改善欠发达地区社区公共卫生服务绩效意义重大。

第八章　研究结论与展望

第一节　研究结论

本书基于绩效管理的视角，遵循理论分析和实证检验结合的思路，立足欠发达地区，围绕社区公共卫生服务绩效与影响因素主题，对欠发达地区社区公共卫生服务绩效与其影响因素的关系进行了深入的分析探讨，为欠发达地区改善社区公共卫生服务绩效提供依据和实证支持。结合创新点，本书主要的研究工作、结论如下。

第一，构建了欠发达地区社区公共卫生服务绩效结构模型。

首先，对社区公共卫生服务绩效的相关研究进行了系统的梳理，然后结合我国欠发达地区的实际情况，将欠发达地区社区公共卫生服务绩效构成要素概括为投入、运行和效果，并从理论到实践层面回答了构成要素提出的理由与可行性，由此构建了欠发达地区社区公共卫生服务绩效结构概念模型，使本书更符合欠发达地区的经济发展和公共卫生现实状况，也使后续的分析更具有实际应用性和操作性。在此基础上，对欠发达地区社区公共卫生服务绩效各个构成要素进行了详细的阐释，并基于样本地区的数据调查，实证检验、拟合且修正了欠发达地区社区公共卫生服务绩效结构模型，以量化的方式剖析绩效各构成要素及其内部各变量间的关系，最终分别测算出三个绩效构成要素对我国欠发达地区社区公共卫生服务绩效的贡献情况，并运用"基于公共价值的政府绩效治理理论"（PV－GPG）讨论、解释了实证检验的结果，从而为我国欠发达地区社区公共卫生服务有效管理提供新的基准与思路。

本部分主要得到了以下结论：（1）欠发达地区社区公共卫生服务绩效的投入、运行、效果要素中，运行要素对欠发达地区社区公共卫生服务的绩效贡献最大。（2）投入要素对欠发达地区社区公共卫生服务绩效的贡献最小，而在效果要素中，公众健康的改善情况对效果要素比较重要。这些结论表明，一方面，加强对社区公共卫生服务运行尤其是质量的管理是欠发达地区提高其绩效首先要重视的；另一方面，欠发达地区面临经济落后、投入有限而公共卫生问题比较突出、公众健康改善意识不高的境况下，加强对现有投入资金的规范管理，尽可能地使得不多的投入得到合理的应用，最大限度地提高资金的使用效益，同时，辅以绩效考核的方式激发工作人员的积极性，着重通过培养公众健康意识和生活行为等健康改善的方式，提升其效果是欠发达地区社区公共卫生服务绩效改善的明智之举。

第二，构建了欠发达地区社区公共卫生服务绩效与影响因素关系模型。

首先，对社区公共卫生服务绩效影响因素的相关研究进行了系统的文献梳理，以世界银行与哈佛大学提出的卫生服务体系绩效诊断分析框架为基础，鉴于社区公共卫生服务自身呈现的特点，对其应用于社区公共卫生服务绩效诊断的适用性及其表现出来的特殊性进行了论述与分析，并对其特殊性在后续的研究假设陈述、变量测量及其模型检验中，结合欠发达地区实际予以改进和修正。然后结合欠发达地区现实，提出了欠发达地区社区公共卫生服务绩效受组织管理、资源配置、支付方式、监督约束与行为改变五个因素的影响，并对五个影响因素与社区公共卫生服务绩效之间的关系从理论到实践进行了深入的剖析，在对五个影响因素测量的基础上，构建了欠发达地区社区公共卫生服务绩效与影响因素关系概念模型，并据此提出了16条研究假设，从而使社区公共卫生服务绩效从宏观研究向更具有操作性的微观领域聚焦。进而基于样本地区数据调查的基础上，经过严格的统计检验、模型评价、拟合与模型修正后，最终得到了欠发达地区社区公共卫生服务绩效与影响因素关系模型，分别实证测度了组织管理、资源配置、支付方式、监督约束与行为改变五个因素对欠发达地区社区公共卫生服务绩效三个构成要素的影响程度。研究假设中，13条假设得到了实证数据的检验支持，3条未得到实证检验通过。故而，本部分的研究从实证分析的视角寻找了影响因素对欠发达地区社区公共卫生服务绩效产生影响的新的数据证据，这对于欠发达地区更清楚地认识并有针对性地促进这些影响因素发挥正向、积极的作用具有非常明显的意义，且对扩充社区公共卫生服务理论研究框架也是一个比较有益的补充。本部分主要得到了以下结论：

（1）五个影响因素对欠发达地区社区公共卫生服务运行要素产生的总的影响效应（0.707）最大，这与本书在欠发达地区社区公共卫生服务绩效结构模型中所得到的结论非常一致，即欠发达地区社区公共卫生服务绩效构成要素——运行潜变量对绩效的贡献程度最大。这表明，欠发达地区开展社区公共卫生服务绩效考核时，在关注产出结果时，更要对其运行予以格外的关注，凸显出其所承担的公共价值本性，促使社区公共卫生服务能够在"平稳的公共价值轨道之上"运行（包国宪、王学军，2013）①，这也正是基于公共价值的政府绩效治理理论（PV－GPG）所倡导的基本理念之一。

（2）支付方式因素对欠发达地区社区公共卫生服务的投入要素影响（0.314）最大，行为改变因素对欠发达地区社区公共卫生服务效果要素而言是最大的影响因素（0.345）。因此，欠发达地区在当下形势面前，注重支付方式的创新与改革，充分运用支付方式内在的绩效约束和激励功能（何长江，2011），引导不多的投入产生良好的循环，尽可能地提高资金使用效益，避免资源浪费，同时营造良好的公共卫生氛围，促进社区公共卫生服务提供者和利用者主动、积极地共同配合、共同参与到社区公共卫生服务中，这无疑对欠发达地区社区公共卫生服务绩效得以改善至关重要。

（3）组织管理因素对其他四个影响因素均直接产生正向的作用，且对支付方式产生的直接影响（0.652）最大。这表明，面对欠发达地区区域经济、人文社会环境、公众健康意识及严峻的公共卫生问题，要充分认识到组织管理因素在欠发达地区社区公共卫生服务中的核心地位，同时要充分利用支付方式所具有的绩效约束和激励功能，更好地激发社区公共卫生服务人员的积极性和规范性服务，这必须引起欠发达地区公共卫生组织管理部门的高度重视。

第三，围绕影响因素，寻找影响欠发达地区社区公共卫生服务绩效的现实依据，并结合前述得到的数据证据，归纳出管理启示。

---

① 包国宪、王学军：《我国政府绩效治理体系构建及其对策建议》，《行政论坛》2013年第6期。

　　首先本书围绕五个绩效影响因素，分别讨论了样本地区社区公共卫生服务过程中的绩效问题表现，进而总结得出欠发达地区社区公共卫生服务绩效问题的关键之处，为欠发达地区社区公共卫生服务绩效提升的管理启示提供现实依据。并进一步在实证数据支持和现实依据双重证据的基础上，从组织管理体系、绩效考核、资源配置均等、公众参与四个方面归纳出了欠发达地区社区公共卫生服务绩效管理启示。

　　本部分主要得到了以下结论：（1）充分认识到组织管理因素在欠发达地区社区公共卫生服务中的核心地位，明晰部门间的职能分工、协调彼此间的工作关系、提升管理能力、优化服务组织网络是促进欠发达地区社区公共卫生服务绩效得以提高的关键所在。（2）以科学的绩效观为导向，正确认识绩效管理的科学内涵，引入第三方绩效评价，重视过程考核，并将考核结果与工作效果结合，这对改善欠发达地区社区公共卫生服务绩效有着积极的推动作用。（3）关注资源配置的均衡性，减弱资源配置的可及性差距，增强社区公共卫生服务投入的使用效率是提高欠发达地区社区公共卫生服务绩效的一个可行性的策略。（4）培养并提高公众对健康改善的意识，引导、带动公众积极参与到社区公共卫生服务中，对增强居民健康素养、改善欠发达地区社区公共卫生服务绩效意义重大。

　　另外，本书在构建模型与检验模型时，使用了融合回归和路径分析、确定性因素分析的结构方程模型（SEM）的方法作为本书的实证检验工具，避开了以往回归模型的方法只能同时解释单个变量和单个或者几个变量间关系的约束，从定量的角度揭示欠发达地区社区公共卫生服务绩效构成要素间的关系、绩效与各个影响因素之间的关系，使得本书的最终分析结果更具科学性、合理性和系统性。

第二节　研究展望

　　由于受现实数据收集及本人研究能力、精力的影响，本书局限性及其未来的研究展望主要表现在以下三个方面。

　　首先，本书依据理论分析和实证检验结合的思路探讨了欠发达地区社区公共卫生服务绩效与其影响因素之间的关系，并运用结构方程模型的方法进行了计量分析与讨论。虽然本书以样本地区获取的数据分析了欠发达地区社区公共卫生服务绩效与其影响因素之间的关系效应，但由于资料收集的困难性，本书并未展开基于欠发达地区的多案例研究，因而可能对于两者之间关系的揭示深度与宽度有些不足。因此有必要在未来的研究中，通过选取若干个欠发达地区，结合计量分析，继续对之展开深入的案例研究，并拓宽抽样范围，以进一步深刻剖析两者之间的关系效应，实现将定性研究的长处和定量分析的优势更完美地结合，从而使研究的最终结果显示出更强的稳定性和普适性。

其次，本书立足欠发达地区，根据实证检验的数据结果和现实依据双重证据，凝练出了欠发达地区提升社区公共卫生服务绩效的政策管理启示，由于受限于本人的学识，并未对如何提升其绩效的具体对策、程序和步骤进行系统、详细的探讨和研究，从而在将本书的结论应用于欠发达地区具体实践时可能会存在操作上的欠缺与不足。因此在未来的研究推进中，有必要综合欠发达地区社区公共卫生服务所面临的实际情况，从解决问题的对策视角继续深入下去，补充有关提升其绩效的具体操作方面的政策和建议，从而使研究拥有更好的应用性和实用性。

最后，本书中仅运用"基于公共价值的政府绩效治理理论"（PV - GPG），对欠发达地区社区公共卫生服务绩效结构模型和关系模型实证检验后的结果进行了讨论和解释，因此在上述研究基础上，今后的研究中有必要基于公共价值的政府绩效治理理论（PV - GPG）为理论背景，从公共价值的视角入手，开发欠发达地区社区公共卫生服务的绩效评估体系，对欠发达地区社区公共卫生服务的绩效展开更为深入的研究，从而形成涵盖欠发达地区社区公共卫生服务绩效指标变量、绩效影响因素变量及其绩效评价的系列研究成果，为我国欠发达地区更好地开展社区公共卫生服务形成更为完善的理论指导体系。

附录1 专家咨询隶属度表

我国欠发达地区社区公共卫生服务绩效问卷隶属度咨询表

尊敬的先生/女士：

您好！

本课题的研究宗旨在于分析欠发达地区社区公共卫生服务绩效与其影响因素之间的关系，从而寻找出欠发达地区未来开展社区公共卫生服务应该从哪些方面着手改善其绩效，服务于社会大众。

课题组根据目前理论与实践对社区公共卫生服务绩效相关内容和要求，分别构建了社区公共卫生服务绩效构成要素、影响因素原始测量指标，以期为探寻绩效和影响因素之间的关系奠定基础。

为确保本课题所制定的绩效构成要素、影响因素更加具有科学性、合理性、实用性，我们诚挚邀请您作为专家咨询小组成员，对本课题所构建的各项指标的认可程度做出选择，您的意见对该测量指标的最终形成非常重要。

感谢您的支持！

我国欠发达地区社区公共卫生服务绩效与其影响因素课题组
2013 年 9 月

第一部分 专家个人信息

1. 您的职务：①厅级正职 ②厅级副职 ③处级正职 ④处级副职 ⑤科级正职 ⑥科级副职 ⑦其他

2. 您的职称：①中级及以下 ②副高级 ③正高级

3. 您的文化程度：①大专 ②大学本科 ③硕士 ④博士

4. 您目前从事的主要工作：①卫生行政管理 ②社区卫生服务机构管理者 ③教学或科研

5. 您从事本职工作年限：①5—10 年 ②11—15 年 ③16—20 年 ④21 年以上

6. 您对社区公共卫生熟悉情况：①熟悉 ②比较熟悉 ③不熟悉

第二部分 绩效构成要素隶属度咨询表

序号	绩效构成要素的描述	答案描述			您的答案
		1 完全不认可	2 比较认可	3 非常认可	
1	资金标准根据国家要求每年有所变化				
2	基层卫生机构实际可使用的经费能够保障完成规定的基本卫生服务项目				
3	基层公共卫生人员经费有稳定的来源和保障				
4	经费被用于服务开展必需的材料、药品、维修及维护中				
5	经费使用合理规划，能够最大限度地发挥资金使用的效益				
6	基层卫生机构资金实际支出符合规定，没有违反规定使用资金				
7	基层卫生机构资金支出时努力控制开支，降低成本				
8	能够按要求完成规定的基本公共卫生服务项目				

续表

序号	绩效构成要素的描述	答案描述			您的答案
		1 完全不认可	2 比较认可	3 非常认可	
9	社区公共卫生服务项目的数量有所递增				
10	社区公共卫生服务的对象越来越多				
11	社区公共卫生服务覆盖区域越来越广泛				
12	社区公共卫生服务的质量有明显提升				
13	传染病控制率、慢性病控制率均有明显的提升				
14	社区居民整体健康有明显改善				
15	居民对目前开展的公共卫生服务项目的数量感觉满意				
16	居民对健康知识的了解、基本健康行为的形成、成人艾滋病防治知识有明显的提升				
17	居民对社区公共卫生整体服务越来越满意				

第三部分　绩效影响因素隶属度咨询表

序号	绩效影响因素的描述	答案描述			您的答案
		1 完全不认可	2 比较认可	3 非常认可	
18	基层卫生机构与疾控、妇幼、卫生监督等其他部门间工作协调有序				
19	有能力开展要求的公共卫生服务项目				
20	除基本项目之外，有能力开展其他公共卫生服务项目				
21	建立以健康档案为基础的信息系统，并投入实际使用				

续表

序号	绩效影响因素的描述	答案描述			您的答案
		1 完全不认可	2 比较认可	3 非常认可	
22	基层卫生机构服务网点规划比较合理				
23	根据本地卫生状况及地方实际制定相应的运行模式				
24	卫生机构负责人有较高的管理水平开展工作				
25	基层公共卫生工作人员比较稳定				
26	基层卫生工作人员定期接受上级卫生行政部门业务技术培训				
27	目前的设施、仪器能满足社区公共卫生服务的需要				
28	基层卫生机构能让绝大部分居民享受到社区公共卫生服务，基本不存在服务范围盲区				
29	基本公共卫生服务项目实施了科学的成本测算				
30	预拨付经费基本能在规定的周期内到位				
31	具有开展重大公共卫生服务项目的技术、设备支持				
32	最终经费拨付额根据实际完成的公共卫生服务数量及质量来决定				
33	目前的工资水平体现出了基层公共卫生人员的工作量				
34	合理补偿突发公共卫生事件费用				
35	基层卫生机构对经费实施了专项核算，避免资源浪费				
36	通过实施绩效约束等经费支付方法，确保资金专款专用				
37	提供监督部门、电话、网络等形式的公众监督平台				

续表

序号	绩效影响因素的描述	答案描述			您的答案
		1 完全不认可	2 比较认可	3 非常认可	
38	基层卫生机构公共卫生工作人员有执业资格，机构使用的疫苗、药品等卫生产品都进行了严格的查验、审核				
39	服务需达到的要求、方法、频率等制定明确的流程与方案				
40	针对某个服务项目开展统一的专项考核				
41	对服务行为是否按流程、方案要求等走访调查居民				
42	制定检查计划、内容等开展日常监督检查				
43	对开展的社区公共卫生服务情况定期公布				
44	提供公共卫生服务时，工作人员较好地遵循了业务要求				
45	提供公共卫生服务时，注意对服务对象的健康生活方式加以指导				
46	通过行为干预、健康教育等手段，努力提高社区居民健康意识，改变不良的生活方式				
47	提供公共卫生服务时，能够取得服务利用者的信任和配合				

附录 2 正式问卷

我国欠发达地区社区公共卫生服务绩效及影响因素
问卷调查

尊敬的先生/女士:

您好!

本课题的研究宗旨在于分析欠发达地区社区公共卫生服务的绩效及影响因素之间的关系,从而寻找欠发达地区未来开展社区公共卫生服务应该从哪些方面改善其绩效,服务于社会大众。

本问卷的目的在于,收集欠发达地区社区公共卫生服务的绩效构成要素,以及绩效影响因素的基本信息。

为了能够使本次调查获得有效的数据,对于漏填、错填或任意填写的问卷,我们都将视为无效问卷,请您仔细填写所有问题。

本次问卷一律以不记名的方式填写,请您放心填写。

感谢您的合作与支持!

我国欠发达地区社区公共卫生服务绩效研究课题组
2013 年 10 月

本问卷分为三部分:您的个人情况问卷、社区公共卫生服务绩效问卷、社区公共卫生服务绩效影响因素问卷。

第一部分 个人情况问卷

这部分问卷用于收集填写本问卷人员的相关背景信息,以供问卷有效性分析所用。

1. 年龄:①25 岁以下 ②25—30 岁 ③31—40 岁 ④41—50 岁
⑤51 岁以上

2. 性别:①男 ②女

3. 学历：①大专及以下　②本科　③硕士研究生及以上

4. 职称：①初级及以下　②中级　③副高　④正高

5. 工龄：①5 年以下　②5—10 年　③　11—15 年　④16—20 年 ⑤21 年以上

6. 背景：①临床医学　②卫生管理　③疾病预防控制　④妇幼保健　⑤卫生监督　⑥基层公共卫生服务

第二部分　社区公共卫生服务绩效构成要素问卷

这部分问卷用于收集社区公共卫生服务绩效构成要素的相关数据，请结合您的专业知识、实践经验，对本辖区内的社区公共卫生服务中心（站）的实际状况与本问卷所描述情况的相符程度做出选择（选择相应的数字填入"您的答案"即可），答案无对错之分。

序号	绩效构成要素的描述	答案描述					您的答案
		1 极不符合	2 不太符合	3 基本符合	4 比较符合	5 非常符合	
1	资金能够完成要求的公共卫生服务项目						
2	基层公共卫生人员经费有稳定的来源和保障						
3	经费被用于保障服务开展所需的材料、药品、维修及维护中						
4	资金实际支出符合规定，没有违反规定使用资金						
5	资金支出时努力控制开支，降低成本						
6	社区公共卫生服务的对象越来越多						
7	社区公共卫生服务覆盖区域越来越广泛						
8	社区公共卫生服务的质量有明显提升						
9	社区公共卫生服务项目的数量有所递增						

续表

序号	绩效构成要素的描述	答案描述					您的答案
		1 极不符合	2 不太符合	3 基本符合	4 比较符合	5 非常符合	
10	传染病控制率、慢性病控制率均有明显的提升						
11	社区居民的整体健康有明显改善						
12	居民对健康知识的了解、基本健康行为的形成、成人艾滋病防治知识有明显的提升						
13	居民对社区公共卫生服务越来越满意						
14	基层卫生工作人员对目前的薪酬待遇、实际付出、收入增加、成长空间等工作条件满意水平情况（工作人员满意情况问卷：分四个测量题项，针对工作人员单独调查）						

第三部分　绩效影响因素问卷

这部分问卷用于收集社区公共卫生服务绩效影响因素的相关数据，请结合您的专业知识、实践经验，对本辖区内的社区公共卫生服务中心（站）的实际状况与本问卷所描述情况的相符程度做出选择（选择相应的数字填入"您的答案"栏即可），答案无对错之分。

序号	绩效影响因素的描述	答案描述					您的答案
		1 极不符合	2 不太符合	3 基本符合	4 比较符合	5 非常符合	
15	基层卫生机构与疾控、妇幼、卫生监督等其他部门间工作协调有序						
16	有能力开展要求的基本公共卫生服务项目						

续表

序号	绩效影响因素的描述	答案描述					您的答案
		1 极不符合	2 不太符合	3 基本符合	4 比较符合	5 非常符合	
17	基层卫生机构服务网点规划比较合理						
18	卫生机构管理者有较高的激励管理能力，使得工作能清晰具体地得以落实						
19	基层公共卫生工作人员比较稳定						
20	基层卫生工作人员定期接受上级卫生行政部门业务技术培训						
21	目前的设施、仪器基本能满足社区公共卫生服务的需要						
22	基层卫生机构能让绝大部分居民享受到社区公共卫生服务，基本不存在服务范围盲区						
23	基本公共卫生服务项目实施了科学的成本测算						
24	资金基本在规定周期内到位						
25	最终经费拨付额根据实际完成的公共卫生服务的数量和质量来决定						
26	目前的工资水平体现出了基层公共卫生人员工作量						
27	对突发公共卫生所需要费用能够合理补偿						
28	通过实施绩效约束等经费支付方法，确保资金专款专用						
29	基层卫生机构公共卫生工作人员有执业资格，机构使用的疫苗、药品等卫生产品都进行了严格的查验、审核						
30	服务需达到的要求、方法、频率等制定明确的流程与方案						

续表

序号	绩效影响因素的描述	答案描述					您的答案
		1 极不符合	2 不太符合	3 基本符合	4 比较符合	5 非常符合	
31	针对某个服务项目开展统一的专项考核						
32	制定检查计划、内容等开展日常监督检查						
33	对开展的社区公共卫生服务情况定期公布						
34	提供公共卫生服务时，工作人员较好地遵循了业务要求						
35	提供公共卫生服务时，注意对服务对象的健康生活方式加以指导						
36	提供公共卫生服务时，能够取得服务利用者的信任和配合						

参考文献

［1］ Aikin J. , Hutchinson P. etc. , The impacts of edcentralization on health care seeking behaviors in Uganda ［J］. *International Journal of Health Planning and Management*, 2006, 21 (3): 239 – 70.

［2］ Alford K. , Reforming Victoria's Primary health and community service sector: rural implications ［J］. *Australian Health Review*, 2000, 23 (3): 58 – 67.

［3］ Al – Qutob, Raeda; Nasir, Laeth S. , Provider Perceptions of Reproductive Health Service Quality in Jordanian Public Community Health Centers ［J］. *Health Care for Women International*, 2008, 29 (5): 539 – 550.

［4］ Anne Cockcroft, Neil Andersson et al. , What did the public think of health services reform in Bangladesh? Three national community—based surveys 1999 – 2003 ［J］. *Health Research Policy and Systems*, 2007, 5 (1): 1186 – 1478.

［5］ Beadle M. R. , Graham G. N. , Collective action to end health disparities ［J］. *Am J Public Health*, 2011, 12 (101): 816 – 818.

［6］ Behn R. D. , Why measure performance? Different purposes require different measure ［J］. *Public administration review*, 2003 (63): 586 – 606.

［7］ Beitsch L. M. , Brooks R. G. , etc. , Structure and fonctions of state public health agencies ［J］. *Am J Public Health*, 2006, 96 (1): 167 – 172.

［8］ Bernard J. , Turnock and Arden S. Handler, From measuring to improving public health practice ［J］. *Annual Review of Public Health*, 1997 (18): 261 – 282.

［9］ Brown V. A. , Bartholomew L. K. , et al. , Management of chronic hypertension in older men: an exploration of patient goal – setting ［J］.

Patient Educ Couns, 2007, 69 (1–3): 93–99.

[10] Buehan J., Thompason M., Pay and nursing performanee [J]. *Health Manpower Management*, 1993, 19 (2): 29–31.

[11] Carter Jr., Jerry W., The community services program of the national institute of mental heanth, U. S. publish health service [J]. *Journal of Clinical Psychology*, 1950, 6 (2): 112–117.

[12] Cecily Morrison, Andy Dearden, Beyond tokenistic participation: Using representational artefacts to enable meaningful public participation in health service design [J]. *Health Policy*, 2013 (5): 179–186.

[13] Cioffi J. P., Lichtveld M. Y. etc., A research agenda for public health workforce development [J]. *J Public Health Manag Pract*, 2004 (10): 186–192.

[14] Cuter, David, Grant Miller, The Role of Public Health Improvements in Health Advances [J]. *The Twentieth Century United States Demography*, 2005, 42 (1): 1–22.

[15] Donabeddian A., The Quality of Care: How Can it be Assess [J]. *JAMA*, 1988 (260): 1743–1748.

[16] Edward L. Baker, The public healh infrastructure and our nation's health [J]. *Annu. Rev. Public Health*, 2005 (26): 303–318.

[17] F. Douglas Seutchfield EAK, Ann V. Kelley, Miehelyn W. Bhandari, IliePuiu Vasilescu. Local Public Health Agency Capacity and Its Relationship to Public Health System Performance [J]. *Journal of Public Health Management and Practice*, 2004, 10 (3): 204–215.

[18] Gordon R. L. G. R., Richars T. B., Determinants of US local health depart expenditures 1992 trough 1993 [J]. *Am J Public Health*, 1997, 87 (1): 91–99.

[19] Gosden T., Pedersen L., How should we pay doctors? A systematic review of salary Payments and their effect on doctor behaviour [J]. *OJM*, 1999, 1 (92): 47–55.

[20] Hajat A., Stewart K. etc., The local public health workforce in rural communities [J]. *J Public Health Manag Pract*, 2003 (9): 481–88.

[21] Halverson P. K., Embracing the strength of the public health system: why

strong government public health agencies ate vitally necessary but insufficient [J] . *J Public Health Manag Pract*, 2002, 8 (1): 98 – 100.

[22] Handler A. S. , A Conceptual Framework to Measure Performance of the Public Health System [J] . *American Journal of Public Health*, 2001, 91 (8): 1235 – 1239.

[23] Honore P. A. , Simoes E. J. , et al. , Applying principles for outcomes – based contracting in a public health program [J] . *J Public Health Manag Pract*, 2004, 10 (5): 451 –457.

[24] Humiston S. Q. , Albertin C. etc. , Health care provider attitudes and practices regarding adolescent immunizations: a qualitative study [J] . Patient Educ Couns, 2009, 75 (1): 121 – 127.

[25] Idolina Bernal Gonzuleza, The organizational climate and its relationship to the quality of public healthservices: Design of a theoretical model [J] . *Estudios Gerenciales*, 2014 (8): 1 – 12.

[26] Jennifer Katesa, Katherine Marconib, Thomas E. Mannle Jr. , Developing a performance management system for a Federal public health program: the Ryan White CARE ACT Titles I and II [J] . *Evaluation and Program Planning*, 2001 (24): 145 – 155.

[27] Karen A. Luker, School of Nursing, University of Manchester. Challenges for home carenurses in providing quality care [J] . Primary Health Care Research and Development, 2006 (7): 291 –298.

[28] Koch T. , A review of nursing quality assurance [J] . *Journal of Advanced Nursing*, 1992 (17): 785 – 794.

[29] Lauren Brookman – Frazee, Mary Baker – Ericze'n, Nicole Stadnick, Robin Taylor, Parent Perspectives on Community Mental Health Services for Children with Autism Spectrum Disorders [J] . *Journal of Child and Family Studies*, 2012, 21 (4): 533 – 544.

[30] Leidl R. , Medical Progress and supplementary private health insurance [J] . *The Geneva papers of risk and insurance*, 2003, 28 (2): 222 – 237.

[31] Liza C. Corso P. J. W. , Paul K. Halverson, Carol K. Brown, Using Essential Services As A Foundation for Performance Measurement and

Assessment of Local Public Health Systems [J] . *Ournal of Public Health Management and Practice*, 2000, 6 (5): 1 - 18.

[32] Loss J. Nagel, E., Problems and ethical challenges in Publlc health communication [J] . *Gesund heit ssehutz*, 2009, 52 (5): 502 -511.

[33] Mays G. P., McHugh M. C., Shim K., et al., Identifying dimensions of performance in local public health systems: results from the National Public Health Performance Standards Prograni [J] . *J Public Health Manag Pract*, 2004, 10 (3): 193 - 203.

[34] Mays G. P., McHugh M. C., Shim K., Perry etc., Institutional and economic determinants of public health system perfonnance [J] . *Am J Public Health*, 2006, 96 (3): 523 -531.

[35] Mays G. P., McHugh M. C. etc., Institutional and economic determinants of public health system perfonnance [J] . *Am J Public Health*, 2006, 96 (3): 523 -531.

[36] Mays G. P., Scutchfield F. D. etc., Understanding the organization of public health delivery systems: An empirical typology [J] . *Milbank Quarterly*, 2010, 88 (1): 81 - 111.

[37] Mays G. P., Smith S. A., Geographic variation in public health spending: correlates and consequences [J] . *Health Services Research*, 2009 (10): 1796 - 1817.

[38] Mendizabal, Galder Abos, Solinís, Roberto Nuño; Zaballa González, Irune, HOBE +, a case study: a virtual community of practice to support innovation in' primary care in Basque Public Health Service [J] . *BMC Family Practice*, 2013, 14 (1): 168 - 186.

[39] Oida Y., Morozumi K., Nakamura N., et al., Effeetiveness of a community health service Program using exereise intervention for elderly People with osteoarthritis of the kneesl [J] . *Nippon Koshu Eisei Zasshi*, 2008, 55 (4): 228 - 237.

[40] Peter A. Briss, Ross C. Brownson, Jonathan E. Fielding, Stephanie Zaza, Developing and using the guide to community preventive scrvice: Lessons Learned About Evidence—Based Public Health [J]. *Annu. Rev. Public Health*, 2004 (25): 281 - 302.

[41] Radford A. , Pink G. , Ricketts T. A. , Comparative performance scorecard for federally funded community health centers in North Carolina [J] . J Health Management, 2007, 52 (1): 20 - 31.

[42] S. Naariyong, K. C. Poudel, M. Jimba et al. , Quality of Antenatal Care Services in the Birim North District of Ghana: Contribution of the Community - Based Health Planning and Services Program [J] . *Matern Child Health J*, 2012, 6 (16): 1709 - 1717.

[43] Saramunee K. , Research In Social & Administrative Pharmacy: RSAP, 2012, 10 (19): 311 - 317.

[44] Sensenig A. L. , Refining estimates of public health spending as measured in the National Health Expenditures Accounts: the U. S. experience [J] . *J Public Health Manag Pract*, 2007, 13 (2): 103 - 114.

[45] Stekelenburg J. , Kyanamina S. S. , Wolffers I. , Poor performance of community health workers in kalabo District, Zambia [J] . *Health Policy*, 2003, 65 (2): 109 - 118.

[46] Sugawara M. , Community mental health service, social work activity and clinical ethics [J] . *Seish in Shinkei gaku Zasshi*, 2003, 105 (12): 1437 - 1443.

[47] Tun Rifat, Niamh Lennox - Chhuggani, Health System Development: A review of the tools used in health system analysis and to support decision making [J] . *Discussion Paper*, 2003.

[48] Van Wave, Scutchfield F. D. , etc. , Recent advances in public health systems research in the United States [J] . *Annu Rev Public Health*, 2010 (31): 283 - 95.

[49] WHO. , Regional strategy for health care financing covering the period of 2005 - 2010 [J] . *WPRO & WHO, SEARO*, 2005.

[50] WHO. , Social health insurance [J] . Reported by the Secretariat, Document EB115, 2004 (8): 12.

[51] Wirtz A. , Andres M. , Gottsehalk R. et al. , The role of Publc health service in Prevention and eontrol of infeetious diseases in the Federal RePublie of Germany: Tasks, struetures and responsibilities - an o-

verview ［J］. *Bundesges undheits blatt Gesundheits for sehung Ges und-heit ssehutz*，2005，48（9）：971－978.

［52］包国宪、曹惠民、王学军：《地方政府绩效研究视角的转变：从管理到治理》，《东北大学学报》（社会科学版）2012 年第 5 期。

［53］包国宪、刘斌、周云飞：《地方政府治理创新视角下的中国东西部发展差距分析》，《北京行政学院学报》2007 年第 4 期。

［54］包国宪、孙斐：《政府绩效管理价值的平衡研究》，《兰州大学学报》（社会科学版）2012 年第 5 期。

［55］包国宪、王学军：《公共服务供给的服务学视角解读》，《西北大学学报》（哲学社会科学版）2011 年第 3 期。

［56］包国宪、王学军：《我国政府绩效治理体系构建及其对策建议》，《行政论坛》2013 年第 6 期。

［57］包国宪、王学军：《以公共价值为基础的政府绩效治理——源起、架构与研究问题》，《公共管理学报》2012 年第 4 期。

［58］包国宪、文宏、王学军：《基于公共价值的政府绩效管理学科体系构建》，《中国行政管理》2012 年第 5 期。

［59］包国宪、颜璐璐：《欠发达地区卫生资源配置公平性研究——以甘肃省为例》，《科学·经济·社会》2010 年第 2 期。

［60］鲍勇、龚幼龙：《建立社区卫生服务综合评估体系，促进社区卫生服务健康持续发展》，《中国卫生经济》1999 年第 5 期。

［61］鲍勇、王勇等：《社区卫生服务现代化综合评价体系构思及有关问题的探讨》，《预防医学杂志》2004 年第 4 期。

［62］蔡立辉：《政府绩效评估：现状与发展前景》，《中山大学学报》（社会科学版）2007 年第 5 期。

［63］蔡立辉：《政府绩效评估》，中国人民大学出版 2012 年版，第 6—7 页。

［64］陈会方、许虹：《民族地区基本公共服务均等化问题特征与政府治理变迁——以广西公共卫生服务供给为例》，《学习与探索》2014 年第 7 期。

［65］陈振明、李德国：《基本公共服务的均等化与有效供给》，《中国行政管理》2011 年第 1 期。

［66］陈振明：《公共部门绩效管理的理论与实践》，《中国工商管理研

究》2006 年第 12 期。

[67] 仇元峰:《我国社区卫生服务系统建模与相关政策研究》,硕士学位论文,第二军医大学,2007 年,第 2 页。

[68] 储亚萍:《发达国家政府购买社区公共卫生服务的可借鉴之处》,《理论探索》2012 年第 6 期。

[69] 储亚萍:《政府购买社区公共卫生服务的模式与成效研究》,《东北大学学报》(社会科学版)2014 年第 2 期。

[70] 储亚萍:《政府购买社区公共卫生服务的现状与对策——基于合肥市的调查》,《安徽大学学报》(哲学社会科学版)2013 年第 2 期。

[71] 代会侠、冯占春:《政府购买公共卫生服务的模式及其理论分析》,《中国初级卫生保健》2008 年第 1 期。

[72] 邓峰、高建民、吕菊红:《公共卫生管理的新视角:协作性公共管理》,《中国卫生质量管理》2014 年第 10 期。

[73] 迪·麦金泰尔:《从 2000 年世界卫生报告到 2010 年世界卫生报告:卫生筹资取得了什么进展?》,《中国卫生政策研究》2010 年第 11 期。

[74] 杜乐勋:《我国公共卫生投入及其绩效评价》,《中国卫生经济》2005 年第 11 期。

[75] 段孝建、樊立华等:《城市基本公共卫生服务项目实施过程情况分析》,《中国公共卫生》2012 年第 2 期。

[76] 尔西丁买买提、董亚莉等:《新疆公共卫生服务的需求影响因素预测及供求关系评价》,《数理统计与管理》2014 年第 7 期。

[77] 范柏乃:《政府绩效管理》,复旦大学出版社 2012 年版,第 234 页。

[78] 范柏乃、段忠贤:《政府绩效评估》,中国人民大学出版社 2012 年版,第 36 页。

[79] 范柏乃:《政府绩效评估理论与实务》,人民出版社 2005 年版,第 1 页。

[80] 方振邦、葛蕾蕾:《政府绩效管理》,中国人民大学出版社 2012 年版,第 1—6 页。

[81] [美] 戈麦斯—梅西亚、鲍尔金、卡迪著:《管理学——人·绩

效·变革》，詹正茂主译，人民邮电出版社 2009 年版，第 216—241 页。

[82] 龚晓允：《制度效率与经济效率比较分析》，《延安大学学报》2005 年第 27 期。

[83] 郭清、汪胜等：《中国城市社区卫生服务评价指标研究》，《中国全科医学》2002 年第 5 期。

[84] 郭岩、陈育德：《卫生事业管理》，北京大学医学出版社 2006 年版，第 195—196 页。

[85] 国家卫生和计划生育委员会：《国家基本公共卫生服务规范》（2011 年版），http：//www. nhfpc. gov. cn/。

[86] 韩子荣、刘突：《社区公共卫生服务：实现卫生服务公平性的有效途径》，《浙江树人大学学报》2007 年第 2 期。

[87] 何莎莎、王晓华、冯占春：《县级基本公共卫生服务项目质量监督与控制模式研究》，《中国卫生经济》2012 年第 1 期。

[88] 何长江：《政府公共卫生支出行为影响因素的实证分析》，《财经科学》2011 年第 4 期。

[89] 贺买宏、王林等：《我国卫生资源配置状况及公平性研究》，《中国卫生事业管理》2013 年第 3 期。

[90] 江芹、胡善联：《公共卫生体系绩效评估的概念性框架》，《中国卫生事业管理》2004 年第 5 期。

[91] 蓝相洁：《公共卫生服务差距、收敛性与动态控制研究》，《财贸研究》2014 年第 1 期。

[92] 李陈华：《企业理论丛林中的新韦伯主义》，《外国经济与管理》2005 年第 5 期。

[93] 李杰刚、李志勇等：《公共卫生服务区域差异及财政应对思路》，《经济研究参考》2012 年第 34 期。

[94] 李齐云、刘小勇：《财政分权、转移支付与地区公共卫生服务均等化实证研究》，《山东大学学报》（哲学社会科学版）2010 年第 5 期。

[95] 连维良、吴建南：《政府执行力的影响因素及对策》，《中国行政管理》2013 年第 4 期。

[96] 梁鸿、郭有德、李佩珊：《社区卫生服务发展评价指标体系研

究》，《中国卫生经济》2004 年第 2 期。

[97] 梁玉影：《基本公共卫生服务均等化国际比较》，《安徽行政学院学报》2014 年第 2 期。

[98] 刘军民：《关于政府购买卫生服务改革的评析》，《华中师范大学学报》（人文社会科学版）2008 年第 1 期。

[99] 娄峥嵘：《我国公共服务财政支出效率研究》，硕士学位论文，中国矿业大学，2008 年，第 102、117 页。

[100] 卢洪友、田丹：《转移支付与省际基本公共卫生服务绩效——基于"投入—产出—受益"三维框架的实证研究》，《湖北经济学院学报》2013 年第 2 期。

[101] 卢祖洵：《社区卫生服务综合评价指标体系方法学研究》，《中国全科医学》2006 年第 5 期。

[102] 罗荣、汤学军等：《省地县三级妇幼保健机构 2004 年度绩效状况分析》，《中国妇幼保健》2006 年第 10 期。

[103] 马国贤：《中国公共支出与预算政策》，上海财经大学出版社 2001 年版，第 184 页。

[104] 马进等：《我国卫生服务系统绩效分析》，《中国卫生经济》2003 年第 12 期。

[105] 马明超、张军花：《海伦基本公共卫生服务经验全国推广》，《绥化日报》2014 年 2 月 13 日第 1 版。

[106] 孟庆跃：《卫生人员行为与激励机制》，《中国卫生政策研究》2010 年第 3 期。

[107] 裴丽昆：《澳大利亚卫生系统绩效评价框架》，《中华医院管理杂志》2004 年第 8 期。

[108] 彭国甫：《对政府绩效评估几个基本问题的反思》，《湘潭大学学报》（哲学社会科学版）2004 年第 3 期。

[109] 蒲川：《促进基本公共卫生服务均等化的实施策略研究——以重庆市为例》，《软科学》2010 年第 5 期。

[110] 乔慧、李正直、任彬彬等：《宁夏社区卫生服务机构卫生技术人员工作满意度调查》，《宁夏医科大学学报》2012 年第 9 期。

[111] 乔慧、李正直等：《银川市社区卫生服务项目成本测算研究》，《宁夏医科大学学报》2009 年第 6 期。

[112] 乔慧等：《基层和公共卫生人员工作行为影响因素分析》，《中国卫生政策研究》2012 年第 3 期。

[113] 青丽：《政府购买社区公共卫生服务中的角色冲突》，硕士学位论文，中南大学，2012 年，第 1 页。

[114] 任蒋：《卫生系统绩效评估及其思考——〈2000 年世界卫生报告〉的启示与思索》，《医学与哲学》2001 年第 4 期。

[115] 沈莉：《基于契约激励的我国公共卫生服务改革效率研究——以城市社区卫生服务机制改革为例》，《兰州学刊》2014 年第 6 期。

[116] 沈林等：《杭州市社区公共卫生服务绩效评价》，《中国农村卫生事业管理》2011 年第 2 期。

[117] 宋梅：《论社区公共卫生服务管理的整体思维》，《西北大学学报》（哲学社会科学版）2012 年第 4 期。

[118] 宋敏、杨宝利等：《中国基本公共卫生服务水平区域差异的空间特征与影响因素分析》，《经济与管理评论》2014 年第 5 期。

[119] 孙欣欣、魏仁敏：《我国实施基本公共卫生服务项目的效果分析》，《齐鲁医学杂志》2012 年第 6 期。

[120] 谭潇漪、樊立华等：《基于因子分析的基本公共卫生服务质量监管指标体系构建》，《中国卫生经济》2014 年第 5 期。

[121] 万泉、赵郁馨等：《卫生筹资累进分析方法研究》，《中国卫生经济》2004 年第 7 期。

[122] 王芳等：《社区卫生服务综合评价指标体系方法学研究》，《中国全科医学》2006 年第 5 期。

[123] 王枫叶：《政府主导下社区卫生服务市场化管理模式探讨》，《江苏卫生保健》2008 年第 2 期。

[124] 王洪丽、乔慧：《宁夏城市社区卫生服务运行现状的调查分析》，《医学动物防制》2012 年第 1 期。

[125] 王禄生：《基层医疗卫生机构综合改革》，卫生部新型农村合作医疗研究中心，2012 年。

[126] 王薇：《城市社区公共卫生供给与财政综合补偿研究——基于成都市微观数据分析》，博士学位论文，西南财经大学，2012 年，第 1—3 页。

［127］ 王学军、包国宪：《地方政府公共价值创造的挑战与路径》，《兰州大学学报》（社会科学版）2014 年第 3 期。

［128］ 王学军、张弘：《政府绩效管理研究：范式重构、理论思考与实践回应》，《中国行政管理》2013 年第 3 期。

［129］ 王延中：《中国公共卫生制度的问题及出路》，《中国卫生经济》2004 年第 11 期。

［130］ 王延中：《中国西部地区公共卫生问题研究》，《经济研究参考》2004 年第 54 期。

［131］ 卫生部卫生经济研究所：《社区卫生服务公共卫生服务项目界定、成本测算方法及补偿实施方案》，http：//www.nhfpc.gov.cn。

［132］ 吴洪涛、孙广宁等：《国家基本公共卫生服务项目执行情况综合评价》，《中国公共卫生》2014 年第 6 期。

［133］ 吴明等：《医疗服务提供者行为的经济激励方法及其作用分析》，《中国卫生资源》2006 年第 4 期。

［134］ 吴明隆：《结构方程模型——AMOS 的操作与应用（第 2 版）》，重庆大学出版社 2010 年版，第 23 页。

［135］ 吴群鸿、马亚娜、赵亚双：《城市社区卫生服务需求及影响因素研究》，《中国卫生经济》1998 年第 10 期。

［136］ 吴菘涛：《社区公共卫生服务项目成本分析和流程化管理》，《中国全科医学》2014 年第 7 期。

［137］ 夏锋：《推进基本公共服务均等化需关注公共资源配置均等化》，《中国经济导报》2011 年 6 月 18 日第 B01 版。

［138］ 夏云、邹宇华等：《广州市社区公共卫生服务现况调查》，《中国公共卫生》2011 年第 5 期。

［139］ 谢艳英等：《社区公共卫生服务绩效评价指标体系研究》，《中外医疗》2013 年第 3 期。

［140］ 徐慧萍、章洁：《家庭医生制在社区公共卫生服务中的应用探索》，《江苏卫生保健》2013 年第 1 期。

［141］ 徐林山、程晓明等：《城市社区公共卫生服务项目分类研究》，《中华医院管理杂志》2005 年第 2 期。

［142］ 徐林山、程晓明等：《四城市社区公共卫生服务项目成本测算》，《中国卫生经济》2005 年第 7 期。

［143］徐林山：《城市社区公共卫生服务与贫困人口医方救助研究》，博士学位论文，复旦大学，2005 年，第 4 页。

［144］徐琴：《我国省际公共卫生与基本医疗服务供给状况评估》，《财经理论研究》2013 年第 3 期。

［145］许敏兰、罗建兵：《我国公共卫生服务的区域均等化分析——基于公共卫生经费和公共卫生资源的视角》，《经济论坛》2010 年第 12 期。

［146］闫海、张天金：《政府购买卫生服务的法律规制》，《求实》2010 年第 6 期。

［147］杨芬、段纪俊：《世界卫生系统绩效现状及其改进建议》，《国际医药卫生导报》2002 年第 12 期。

［148］杨小林、崔丽：《云南省 5 个社区卫生服务中心基本公共卫生服务项目》，《卫生软科学》2011 年第 3 期。

［149］于保荣、刘兴柱：《公共卫生服务的支付方式理论及国际经验研究》，《中国卫生经济》2009 年第 9 期。

［150］于勇、陶立坚、杨土保：《基本公共卫生服务均等化评价指标体系的构建》，《中南大学学报》2014 年第 5 期。

［151］岳意定、何建军：《社区卫生服务效率研究》，《求索》2006 年第 6 期。

［152］张光鹏、于竞进等：《中国疾病预防控制体系公共职能偏废的根源分析》，《卫生研究》2005 年第 2 期。

［153］张立新：《政府主办、机制保障、服务创新——江苏南京白下区社区公共卫生服务体系建设取得新成效》，《医院产业资讯》2006 年第 4 期。

［154］张文礼、侯蕊：《甘青宁地区基本医疗卫生服务均等化的实证分析》，《西北师大学报》（社会科学版）2013 年第 4 期。

［155］章朝霞、袁家麟：《社区卫生服务站公共卫生服务管理模式实践与研究》，《社区卫生工作研究》2013 年第 1 期。

［156］中华人民共和国国家卫生和计划生育委员会：《2009 年中国卫生统计提要》，http：//www. moh. gov. cn。

［157］中华人民共和国卫生部：《2013 年中国卫生统计提要》，http：//www. nioh. gov. cn。

［158］周俊：《政府购买公共服务的风险及其防范》，《中国行政管理》2010 年第 6 期。

［159］周业勤：《社区卫生服务的管理模式与治理模式比较》，《医学与哲学》（人文社会医学版）2007 年第 11 期。

［160］周志忍：《我国政府绩效评估需要思考的几个问题》，《行政管理改革》2011 年第 4 期。

［161］朱国玮、刘晓川：《公共部门服务质量评价研究》，《中国行政管理》2010 年第 4 期。

［162］朱文杰：《美国社区医疗和公共卫生服务带来的启示》，《卫生时事》2011 年第 12 期。

［163］卓越：《政府绩效管理概论》，清华大学出版社 2007 年版，第 2—3 页。

［164］邹雄、冯占春等：《县级多部门基本公共卫生服务项目合作现状调查》，《医学与社会》2012 年第 4 期。

后 记

本书从选题到最终出版，经历了五年多的时间。回头看看走过来的路，曲曲弯弯、困难重重，在一边工作一边学习的情况下，最终完成了本书的写作。仔细品味，这期间的每一个步伐、每一项成绩，无不影射着老师、同事、朋友、同学和亲人们的激励与支持，让我备感亲切、留恋与不舍……

首先，感谢我的恩师——包国宪教授。2011年9月，有幸成为包国宪教授门下的一名弟子，自此开始了我的研究生生涯，是恩师圆了我少年时的梦想，成就了我今天的收获。恩师广博的视野，精彩的学术，严谨的学风，从容、大度、以身立行的风格，无不显露着大师般的魅力与学术大家的风范，几年间我不仅学习了专业知识，更明白了如何规划自己的人生——"学习管理，就是学习成功"。感谢恩师，从入学之时的学习指导，到学习中的困惑解答，直到本书的选题、设计、撰写、修改、书稿的融色，其中的每一点、每一滴都凝聚着恩师的汗水与辛劳，寄托着恩师的期待与希望。在此向恩师表示最诚挚的感谢与敬意！

感谢美国波特兰州立大学Douglas Morgan、Masami Nishishiba教授，南洋理工大学于文轩教授，哈尔滨工业大学米加宁教授，厦门大学陈振明教授，中国人民大学朱立言教授，哈尔滨工业大学米加宁教授，天津财经大学于立教授，山东大学曹现强教授，南开大学杨龙等教授及其兰州大学的韩国民、李少惠、吴建祖、苑春、贾旭东、单菲菲等老师，让我有幸学习到了对本书研究比较重要的文献素材、研究方法和写作知识，他们广博的知识、踏实的专业功底，使我对专业知识有了更深入、细致、系统的理解，更使本书在写作过程中少走了很多弯路。

感谢为本书的完稿给予大力帮助的其他老师和相关部门的领导。本书研究采取了问卷调查、访谈调查、文献研究、数据分析等研究方法，其中涉及的调研区域比较大，调研任务比较繁重。在本书前期问卷形成及调查的过程中，宁夏医科大学的老师们对本书问卷的形成、调整等进行了大量的指导与帮助，问卷调查的过程中，得到了宁夏卫生厅、银川市卫生局相关部门及领导的鼎力支持和配合，为本书获取一手数据提供了无私的帮助，使本书顺利完成了数据收集工作。

感谢宁夏大学经济管理学院的领导与同事，在我学习与撰稿过程中提供了很多的便利与帮助，使我在兼顾工作之余能够顺利完成本书的写作。

感谢包门群英的李一男、雷亮、付维宁、马佳铮、魏宁宁、周云飞、刘红芹、王学军、孙斐、赵晓军、曹惠民、杜宁让、保海旭、许方圆、张弘等兄弟姐妹，感谢在困难的岁月中有你们的帮助，感谢你们的善良、快乐与率真，有你们的陪伴与激励，是我一生珍贵的记忆。感谢我昔日的同窗、朋友，你们时时的关心与鼓舞，是我今生的财富与动力。

感谢同窗好友史传林、孔德波、张书玉、侯志峰、宗晓丽、范薇、赵润娣、李博、郑小强、闫劲松、李智恒，有你们一同相伴读书，快乐地度过人生中最后一个学生生涯，将会让我记忆永恒。

感谢我的家人。感谢白发苍苍90高龄的父亲、母亲，几十年如一日的付出与关爱，让我一直生活在幸福之中，每每在我工作、生活、学习遇到困难之时，父母焦虑的眼神、关爱地嘱咐、无私地援助，次次浸湿我的双眼。感谢我至亲的兄弟姐妹，在我求学和写作期间对我和家人的照顾，感谢你们对我不懂事般的无理取闹给予原谅。感谢我的爱人和宝贝儿子，是你们的理解、支持与宽容，让我少去了许多烦恼与后顾之忧，是你们默默的付出使本书得以顺利完稿。

感谢宁夏大学优秀学术著作出版资金的资助，感谢宁夏大学经济管理学院、兰州大学管理学院、中国社会科学出版社的大力支持与帮助，因为有了你们的宝贵资助与热情的帮助，本书才得以及时出版。

在写作过程中，本书参考了许多学者的研究成果和大量资料，在此，向他们表示深深的感谢和敬意！

哈梅芳

2016 年 1 月